ちくま新書

自閉症スペクトラムとは何か

——ひとの「関わり」の謎に挑む

1053

千住 淳
Senju Atsushi

自閉症スペクトラムとは何か――ひとの「関わり」の謎に挑む【目次】

本文イラスト＝加藤淳一

はじめに

あなたは、「自閉症スペクトラム障害」ということばを聞いたことがありますか。「自閉症」「アスペルガー症候群」「広汎性《こうはんせい》発達障害」などの名前を聞いたことがある方はいらっしゃるかもしれません。これらの診断を受けた当事者の方、ご家族の方にとっては、日常の一部、もしかしたらアイデンティティの一部になっているかもしれません。

また、発達障害の支援に当たっている教師や医師、心理職などの実践家のみなさまにとっては、自分の仕事であったり、あるいは自身の情熱の対象であったりするかもしれません。さらに、心理学などを勉強しているみなさまにとっては、勉強すべき内容であり、今後の仕事のために必要な知識であるかもしれません。自閉症スペクトラム障害はADHD（注意欠陥《けっかん》／多動性障害）、学習障害などと同じく、発達障害の一つです。

一方、自閉症と聞いても具体的なイメージが湧《わ》かない、よくわからないという方も、少なくないのではないかと思います。2005年に発達障害者支援法が施行されて以降、日本のメディアでも自閉症やADHD、学習障害など、発達障害について取り上げられることが多くなったので、名前くらいは聞いたことがあるという方もいらっしゃるかもしれません。

しかし、そのようなみなさまでも、「自閉症スペクトラム障害（自閉症）」を抱える方にまったく出会ったことがない方は、ほとんどいないのではないかと思います。子どもの頃のクラスメートや近所の子どもかもしれませんし、同僚や友人のお子さん、もしかしたら遠い親戚という可能性もあります。あなたも、きっとどこかで「自閉症」を抱える方に出会っているはずです。

私は、自閉症を抱える方々の脳の働き、心の働きを調べている研究者です。自閉症を抱えるご本人やご家族といった当事者、医師や教師といった支援者のみなさまにお力をお借りしつつ、日々基礎研究に励んでいます。

もちろん、将来的には私たちの研究成果が当事者や支援者の役に立つことを目指していますが、私の研究が、研究にご参加いただいている方々に直接その場で役に立つわけではありません。研究にご協力いただいている子どもさんやご家族、学校の先生方には、常に感謝しています。

本書では、そういった基礎研究者の視点から、これまでの自閉症研究の積み重ねによって何がわかってきたのか、何がわかっていないのかについて、診断、遺伝子、認知、脳、発達、社会などのさまざまな側面から解説を行います。最後に、「自閉症」という例から、発達障害をどのように理解したらよいのか、発達障害を持たない、「その他大勢」の人々(「定型発達者」とも呼ばれます)をどのように理解したらよいのか、議論していきます。

また、編集者である小船井健一郎さんのアイディアで、副題に「関わり」ということばを加えました。たしかに、自閉症は他者との関わり、社会との関わりに困難さを抱える発達障害です。また、発達障害全体を考えても、それぞれの個人が持つ「個性」と、彼ら・彼女らが生きる社会という「環境」との間の関わりが、「障害」を生みだす基盤となり、また「障害」を乗り越える鍵にもなります。

さらに、自閉症について、発達障害について詳しく見ていくことから、発達障害を持たない「その他大勢」の人々が、どのように他者と関わり、どのように社会と関わっているかについても、新たな発見があります。そういった意味では、「関わり」ということばは、本書を貫くテーマの一つになっているということもできます。

基礎研究についての本ですので、「発達支援の現場に明日から使える」といった、いわゆる〝役に立つ〟本ではないかもしれません。また、本人や家族の個別の環境ではなく、「ある程度まで一般化できる」知識についてお話をしていきますので、リアリティや具体性に欠ける、と感じられる方もいらっしゃるかもしれません。幸いにも、臨床家の実践報告や発達障害の当事者による自伝など、よい本も数多く出版されております。本書はそういった本と合わせて、別の視点からの読み物としてお読みいただければ幸いです。

また、本書で触れた専門的な内容について、巻末に参考文献を挙げています。自閉症の基礎研究についての資料には、日本語に訳されたり、本の形になったりしているものが少ないので、どうしても英語論文を挙げざるを得ませんが、研究や臨床に携わる方で、詳しい情報が必要な方がいらっしゃいましたら、参照いただければ幸いです。

自閉症を理解するためには、まずもう少し大きな枠組み、「発達障害」とは何かについて理解する必要があります。ですので、自閉症のお話にはいる前に、まずは自閉症を含む「発達障害」とは何か、というお話からはじめたいと思います。

第1章 発達障害とは何か

人はみな個性的

「親は、1人目の子どもが生まれると環境論者になり、2人目の子どもが生まれると遺伝論者になる」という話があります。

1人目の子どもを育てている間は、子どもがどのように育つかは、自分がどのような子育てをしたか、どのような経験をさせたかですべて説明できるような気になり、「子どもの育ちは環境で決まる」という考えを持つことも少なくありません。

それが、2人目の子どもが生まれると、1人目の子どもと同じように子育てをし、同じような経験をさせようとしても、1人目の子どもと同じような育ち方をするわけではなく、はっきりした個性の違いが見えてきます。そこで、「子どもにはそれぞれ個性があり、同じ環境にいてもそれぞれ育ち方が違ってくる」ということを実感することになります。実際には、私達の個性は、遺伝と環境の両方が複雑に絡み合うことによって生みだされていきます。

さて、個性は素晴らしいものだと私は思いますが、悩みの種になることも少なくありません。スポーツや勉強（仕事）ができる人、クラスや職場で人気がある人、ファッションや会話のセンスがある人と自分を比べては、「どうして自分はあの人とは違うのだろう」と思い悩んだことのある方も、少なくはないはずです。

また、「人と同じである」ことを強調する日本の文化では、こういった個性や他人との違いから生まれる悩みは、より大きなものになるのかもしれません。ただ、多くの場合において、人は自分の得意な点を活かし、苦手な点を克服したり、折り合いを付けたりして、それぞれ大人へと成長していきます。

†個性が「障害」になるとき

ところが、このような個性、あるいは「個人差」や「他人との違い」の中には、学業や就労、日常生活の質などに大きな影響を及ぼすものがあります。

例えば、視力には個人差がありますが、視力が弱くて文字や案内板が読めない、さらにはものの形がぼやけて見えない、という状態になると、勉強をしたり、仕事をしたり、さらには1人で街を歩いたりすることも困難になります。「視覚障害」と呼ばれるこの状態では、学校や職場、日常場面で本人が適応し、自らの能力を存分に発揮するためには、杖《つえ》（白杖《はくじょう》）や盲導犬のトレーニングを受けたり、テキストリーダー（パソコンの読み上げソフト）を使ってメールや文章を読んだり、さらには学校や職場の環境を危険でないものへと整備したりするなど、「その他大勢」の人たちよりも多くの努力をしたり、支援を必要としたりすることになります。

このように、その他大勢の人たちとの違いによって学業や就労、日常生活に制限が出てくる状態のことを「障害」と呼びます。障害とは、障害物競走のハードルのようなものだ、と考えてもよいかもしれません。

それぞれの人が不自由なく日常生活を送り、自身の可能性を存分に発揮して社会に参加するのに、何が障害となっているのか、どこにハードルがあるのかを理解できれば、ハードルを飛び越えたり、よけたりする訓練をすることもできるでしょう。また、ハードルが一部の人たちにとって不適切な場所にあることがわかれば、ハードルの高さを調整したり、時にはハードルを横にずらしたりすることにより、それらの人々が自分の可能性を最大限に発揮する環境を整えることもできるはずです。

つまり、障害は絶対的なものではなく、個人と社会との関係によって決まっている、ということになります。例えば、人間が文字を発明するまでは、「文字を学習するのが苦手」という個性は障害でも何でもなかったはずです。それが、時代と共に読み書きが生活に欠

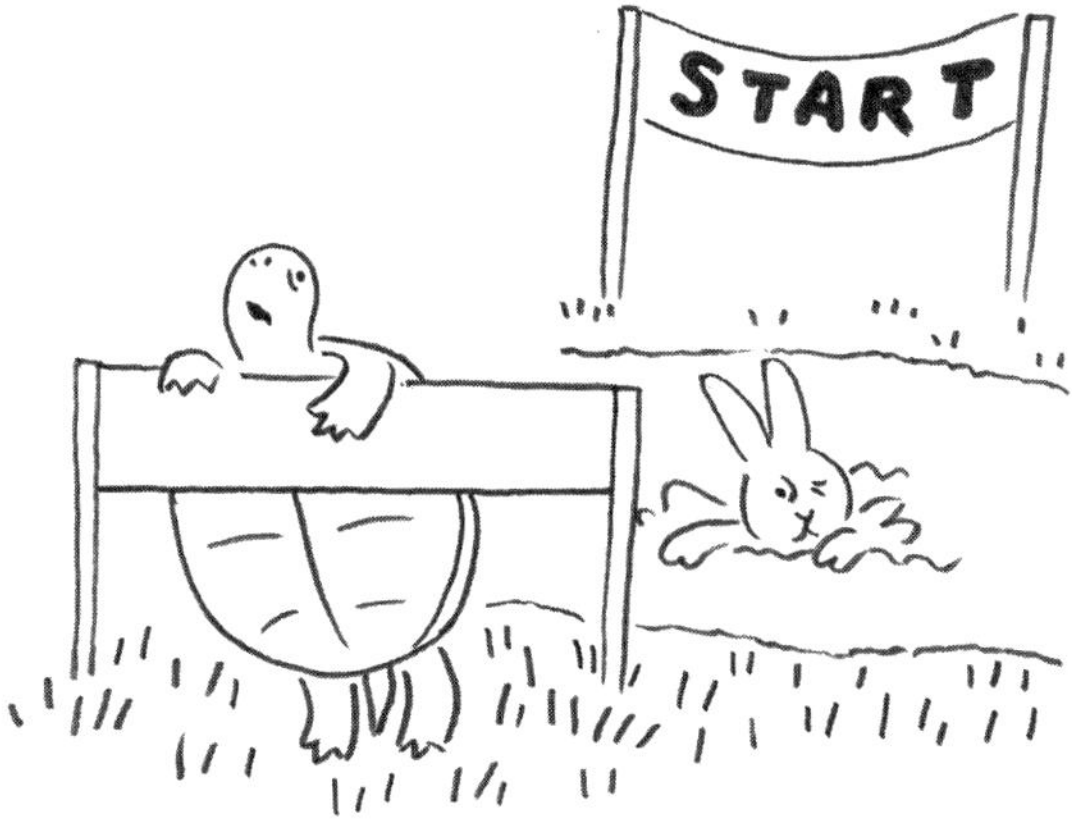

個性とハードル

個性と環境の組合せが「障害」を生みだします。例えば、泳ぐのが苦手なウサギには池が、ジャンプするのが苦手なカメにはハードルが、それぞれ大きな「障害」になります。

かせなくなったため、それが特に苦手な人たちには支援が必要になった、というわけです。

あるいは、「英語の綴《つづ》りを学習することが苦手」という個性の持ち主は、日本では英語の勉強が苦手になるものの、英語を使わない仕事を探せば、さして日常生活のハードルにはなりません。一方、英語を母語とするアメリカやイギリスなどでは、英語が学習できないと学業全般、さらには日常生活にも大きな支障を来《きた》してしまいます。このように、個性と障害の境目は曖昧であり、社会的、文化的な背景を抜きにして考えることはできません。

さらに、それぞれの国や社会が障害をどのように捉えているのかも、個性と障害の境目に大きな影響を与えます。例えば、日本では「障害者」ということばがよくないとして、かつて使われていた旧字の「障碍者」、あるいはひらがなで「障がい者」と書き換える動きがあります。英語圏でも、同じような動きとして、「障害を持つ人」「障害を抱える人」といった訳ができるようなことばを使っています。

どちらも、障害が弱さや苦手さといった個人的な問題ではなく、個人と社会との間にある障壁、ハードルであることをはっきりさせるためのことばです。障害の基盤となっている身体や脳の働きの違いといった「個性」だけでなく、その個性を社会がどのように理解し、どのように関わるかも、障害を考えるうえで大きな役割を果たしています。

†発達障害の「診断」

発達障害も、このような学業、就労、社会参加へのハードルの一つとなる「個性」です。発達障害にはさまざまなものがありますが、子どもの発達の極めて早い時期から現れ、その発達過程（育ち方）に大きな影響を与えることから、発達障害と呼ばれています。発達障害は、体の一部である「脳」の発達の軌跡が発達障害を持たない「その他大勢」の人たちと違ってくることにより、日常生活や他人との関わり、学業などに影響が出てくる状態として捉えることができます。

発達障害の中には、特定の遺伝子の違いによって起こることがわかっているものもあります。例えば、ダウン症候群やウィリアムス症候群、脆弱《ぜいじゃく》X症候群、ターナー氏症候群などは、特定の遺伝子が欠けていたり、少なすぎたり、多すぎたりすることによって起こることが知られています。これらの遺伝子の特徴を持つ方々は、それぞれ特徴的な発達の軌跡をたどることが知られています。そこで、そういった障害が疑われる子どもたちが検診などで見つかった場合、時には遺伝子検査を行い、「診断」が確定することになります。

一方、自閉症やADHD、学習障害などの発達障害は、遺伝子の影響は大きいものの、それだけでは簡単に説明できません。こういった発達障害の場合は、医師などの専門家が親から子どものこれまでの発達の様子（生育歴）を聞き取ったり、本人の状態を観察したりします。そして、生育歴や行動特徴が診断基準を満たす場合、自閉症などの診断が付くことになります。また、こういった発達障害の診断基準に関しては、世界保健機関（WHO）や米国精神医学会などによって、国際的な標準化が行われています。

自閉症スペクトラム障害（自閉症／ASD）は、さまざまな場面で他人と関わったりコミュニケーションを取ったりすることの困難さと、決まり切った行動や特定の物事への興味など（「常同行動《じょうどう》」や「こだわり」と呼ばれることもあります）の両方を子どもの頃から抱える発達障害です。以前の診断基準では「自閉症」や「アスペルガー障害」「非定型自閉症」「（その他、特定不能の）広汎性発達障害」などの複数のカテゴリーに分かれていましたが、米国精神医学会が2013年に出版した新しい診断基準（DSM－5）では、「自閉症スペクトラム障害」という一つのカテゴリーにまとめられています。自閉症の診断については、第4章で詳しくお話しします。

注意欠陥／多動性障害（ADHD）は、課題や遊びに集中したり注意を持続したりすることが困難であったり（注意欠陥）、じっとしていられない、順番を待てないなどといった特徴（多動性、衝動性）を子どもの頃から見せる発達障害です。注意欠陥だけを持つ人、多動性だけを持つ人、両方を持つ人がいることも知られています。

特定学習障害（学習障害／LD）は、「読み」「書き」「計算」といった、特定の学習が子どもの頃から困難である発達障害です。これも、以前は「読字障害《どくじ》」「書字表出障害」「算数障害」という別々のカテゴリーに分かれていましたが、新しい診断基準では「特定学習障害」という一つのカテゴリーにまとめられました。文章を読むことだけが苦手な人、書

診断名	診断基準
自閉症スペクトラム障害（ASD）	・他人との関わりやコミュニケーションの困難さ ・常同行動、こだわり
注意欠陥／多動性障害（ADHD）	・注意を持続することの困難さ ・多動性、衝動性
特定学習障害（LD）	・文章の読みだけが困難 ・文章を書くことだけが困難 ・計算だけが困難
発達性協調運動障害	・不器用さ ・複雑で組合せの必要な運動の困難さ
チック障害	・動きの発作（チック） ・ことばの発作（チック）
知的発達障害（IDD）	・知的な発達の困難さ
言語発達障害	・ことばの発達の困難さ

発達障害の例

それぞれの診断基準に当てはまる行動は定型発達の子どもたちにもそれなりに見られるものですが、これらの特徴が著しく、日常生活や学業などに支障を来しているとき、発達障害の可能性もあります。また、これらの障害を１つだけでなく、複数持っている方も数多くいらっしゃいます。

くことだけが苦手な人、算数だけが苦手な人、複数のものが苦手な人がいることも知られています。また、特定学習障害は、全般的に学習をすることが難しい「知的発達障害（知的障害）」とは区別されています。

他にも、「不器用さ」をみせたり、（例えば靴ひもを結ぶ、パズルを組み立てる、ボール遊びをする、文字をバランスよく書くことなど）複雑で組合せが必要な運動を身につけるのが難しかったりする「発達性協調運動障害」、瞬《まばた》きをする、首を回す、顔をゆがめるなどの〝動き〟や、咳《せき》払いする、声の高さや大きさが急に変わる、特定のことばを繰り返すなどの〝音声〟が突然起こり、繰り返されるという「発作《ほっさ》」（チックと呼ばれています）を抱える「チック障害」など、運動や行動に関する発達障害も存在します。

以前の診断基準では、これらの発達障害はそれぞれ「独立」である、とされていました。例えば、ある子どもが自閉症とＡＤＨＤの両方の「困難さ」を抱えていたとしたら、この子どもはどちらか一つ（この場合は自閉症）の診断しか受けることができませんでした。

しかし、実際にはそれぞれの発達障害ははっきり分かれているわけではなく、複数の診断基準に当てはまるような「困難さ」を抱えている方々が少なからずいることも知られてきました。そこで、新しい診断基準では、例えばある人が「自閉症」「ＡＤＨＤ」の両方の診断基準に当てはまる場合、両方の診断を受けることができるようになりました。さらに、新しい診断基準では、診断名だけでなく、それがどの程度学業や就労、日常生活の困難さにつながっているかという「ハードルの高さ」（障害の程度）についても評価し、診断に加える、という変更がなされています。

話を戻します。ある程度同じような問題を抱えやすい特徴を分類し、診断として一つのカテゴリーにまとめることで、その診断に当てはまる方々がどのような経緯をたどりやすく、どのような治療や支援に効果があるかなどを、医学的な知識として蓄積することができます。このような医学的知識の蓄積により、同じ診断に当てはまる方が新しく現れた場合、どのような治療を行えばよいか、という指針を立てることができるようになります。

　医学の一部である精神医学の世界で確立されたこの診断という手法は、障害がどこにあるのか、将来どこに現れやすいかを見つけ、対策を立てるうえで大きな役に立ちます。もちろん、「子どもはひとりひとり違う」というのは発達障害を持つ方々にも当てはまるので、診断だけですべてがわかるわけではありません。それぞれの当事者について、発達の様子を細かく丁寧に見ていく必要があります。

†発達障害は「子どもだけの障害」ではない

　ここで一つ強調しておきたいのですが、発達障害は子どもだけのものではありません。自閉症やＡＤＨＤ、学習障害などによる「ハードル」は、形を変えながら、生涯にわたって現れます。日本の発達障害者支援法では、発達障害によってハードルを抱えている人を「発達障害者」、特にそのなかで18歳未満の人を「発達障害児」として定義しています。

こうした大人の発達障害について考えるとき、それぞれの方が自閉症やADHDなどの診断基準を満たす行動特徴や生育歴を持っているかどうかだけではなく、それらが本当に障害になっているか、という視点も重要になってきます。

例えば、イギリスの心理学者、サイモン・バロン＝コーエンは、ケンブリッジ大学で数学を専門とする教授のなかに、自閉症の診断基準と同じような行動特徴を持つ人が少なからずいる、ということを書いています。では、この数学の教授達がもっている自閉症と同じ行動特徴は「障害」でしょうか。

答えは、「それを決めるのは本人」です。本人の努力か、家族の支援か、恵まれた環境か、おそらくはそれらの組合せによって、彼ら、彼女らは英国で1〜2を競う名門大学の教授となり、自分の好きなことを仕事にして、十分な収入や地位を得ています。この場合、彼らが持っている自閉症と同じような行動や脳の特徴が、彼らの社会参加、自己実現を妨げる「障害」になっていない、ということもできます。そういった方々を、まわりの人が勝手に診断し、「彼は自閉症だ」といっても、本人には何の利益もないでしょう。

一方、こういった方々が対人関係などで悩みを抱え、専門家に相談するようなことがあったとしたら、彼らが持っている自閉症という「個性」について検討し、支援を行うことが役に立つかもしれません。診断は「レッテル貼り」をするためではなく、本人の役に立つためにあるのです。

子どもについて考えるときにも、基本的には同じことが言えます。本人の助けにならないのであれば、診断をすることには意味がないからです。ただし、子どもの人生には進学や就労など、大きなストレスとなり得るライフイベントが控えていますので、起こりうるハードルを事前にある程度予測し、支援を行うという意味では、診断には意味があると思います。

†発達障害の「治療」

発達障害の診断を受けたら、次はその発達障害によるハードルが本人の妨げとならないよう、支援を行っていくことになります。発達障害が個人と社会との接点にある以上、支援の仕方にも、「個人の側から」「社会の側から」という2通りの方法が考えられます。

個人の側からのアプローチとは、医学や心理学、教育学の手法を駆使して、本人がハードルを乗り越え、自分の可能性を実現できるようになる手助けをすることです。医学では「治療」、教育学では「特別支援教育」、あるいはもう少し一般的な言い方として「訓練」

や「介入」「療育《りょういく》」と呼ばれることもあります。

障害によっては、薬で脳の働きをある程度コントロールする方法もありますし、苦手な場面の練習を繰り返し行うことにより、実際の生活に必要な技術を学習して身につける方法もあります。また、自分の脳の特徴を理解し、無理をせず、自分に合ったやり方を見つけるための相談や打ち合わせを行う、といった方法もあります。

ほとんどの発達障害において、障害というハードルを完全に取り払う方法は、未だに開発されていません。ただし、さまざまな方法を組み合わせることにより、ハードルを乗り越えたり、時にはうまくよけたりする方法を身につけることは、ある程度までは可能です。より有効な治療法、より有効な訓練法を見つける研究は、今でも世界中で精力的に行われています。

なお、「はじめに」でも書きましたが、本書は基礎研究に関する入門書です。残念ながら、それぞれの発達障害の治療や訓練がどのように行われているかについて、詳細をご紹介することは、本書の範囲を超えてしまいます。ご興味のある方は、臨床家の方々の書かれた入門書などをあわせてお読みいただければ幸いです。

発達障害の治療について考えるとき、「発達」はとても大きな鍵になります。例えば、

3歳児と4歳児を比べると、語彙《ごい》も、記憶力も、友達との関わり方も大きく違います。これは、1年間で子どもがこれらの能力を大きく発達させるからです。発達障害を抱える子どもたちも同じです。1年経てば、子どもたちはさまざまな能力を大きく発達させます。あまりに当たり前の話ですが、発達障害を持とうが持つまいが、子どもは「育つ」のです。

このように、みるみる発達する子どもたちに治療や訓練を行い、その後子どもが一つハードルを乗り越えたとしましょう。これが治療や訓練の効果なのか、それともそれ以外の場面での経験、例えば親子の関わりや学校での経験によるものなのかを見分けることは、そんなに簡単ではありません。特定の治療法、特定の訓練法の効果があるかどうかを調べるには、十分に条件を整え、厳密な研究で介入効果を測定する必要があります。

一方、発達障害に対する治療や訓練のほとんどは、こういった子どもの「学ぶ力」「育つ力」を活用したものです。ですので、発達障害について理解するためには、子どもの育ち、「発達」そのものについて理解することも重要になってきます。

†発達障害を乗り越える社会

発達障害を抱える方々に対する支援としては、先に述べた「治療」あるいは「ハードルを乗り越える訓練」だけではなく、もう一つ、「社会がハードルの位置を変える」という方法があります。

例えば、視覚障害の方々、目の不自由な方々に対する支援の仕方は、白杖の使い方や盲導犬のトレーニングなど、個人に対するものだけではありません。歩道に誘導ブロックを設置したり、信号に音声案内を付けたりして、彼ら、彼女らが暮らす「社会」を変える方法もあります。

発達障害に関しても、例えば学校の先生にトレーニングを行い、授業を受けやすい工夫をしてもらうこともできます。また、職場の上司や同僚の理解を深めることによって、どのように仕事を割り振ったらよいか、どのようにコミュニケーションを取ったらよいかなど、職場の社会的な環境を整えることもできるでしょう。

歴史の中で、このように「社会」を変えることで「障害」を乗り越えた例はいくつもあります。例えば、かつてのアメリカや南アフリカなどでは人種差別が存在し、どの人種に生まれるかで就労や社会的成功などがある程度決まってしまう、という状態が続いていました。

それが、人種差別を法律で撤廃することにより、人種という「個性」が、社会参加を阻《はば》

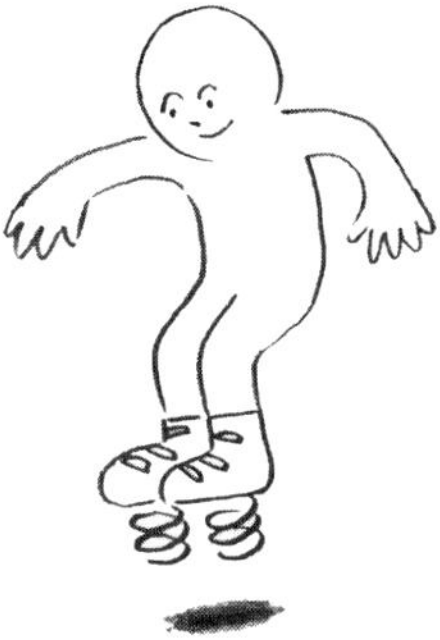

ハードルを乗り越える

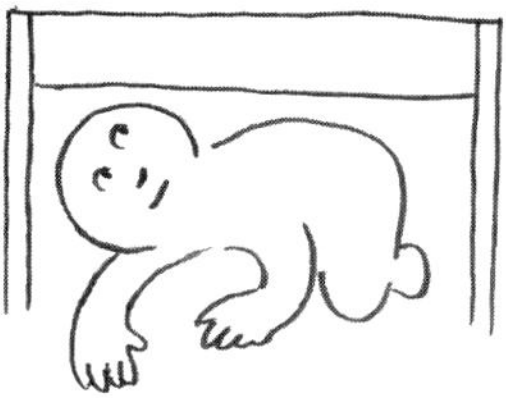

ハードルをよける

個人に働きかける方法

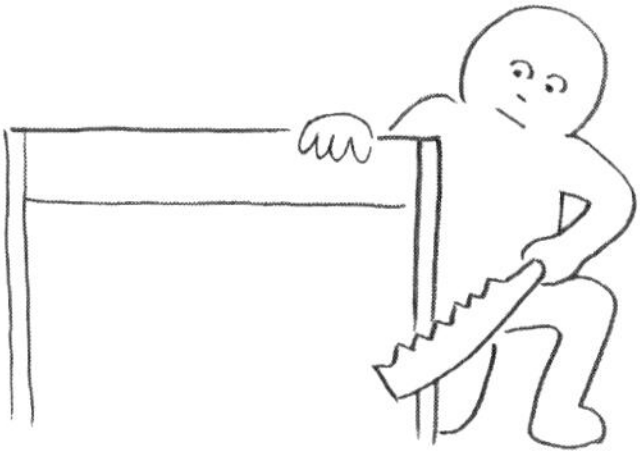

ハードルを低くする

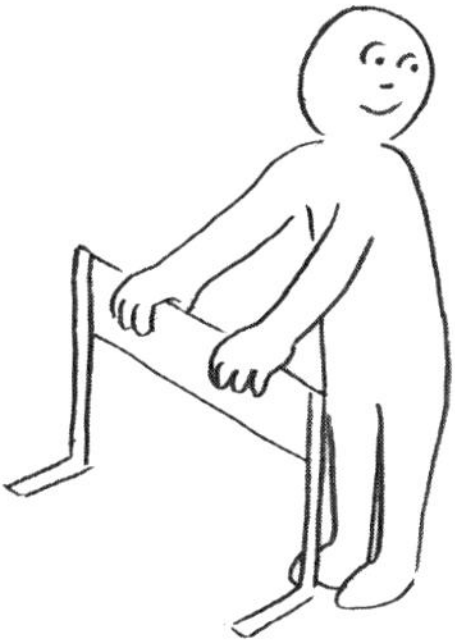

ハードルを横にどける

環境に働きかける方法

発達障害（ハードル）の支援プロセス

発達障害（ハードル）を抱えた方を支援するやり方には、個人の側に働きかける方法（ハードルを乗り越えたりよけたりする練習）、環境に働きかける方法（ハードルを低くしたり、横によけたりする方法）の２つがあります。

む「障害」として考えられることはほとんどなくなってきました。同じように、女性であるだけで就労や昇進の機会を奪われることがないよう、法律を改正したり、教育を行ったり、さらには子育ての支援を行ったりすることにより、性別が社会参加を阻む障害にならないよう、政府や自治体、民間を含めた努力がなされています。

発達障害についても、同じ議論をすることができます。例えば、自閉症を持つ当事者の方々を中心に、自閉症は「治療の対象」ではなく、「脳の多様性（Neurodiversity）」である、という主張がなされています。人種や性別によって差別されることがあってはならないのと同じように、「脳の多様性」を認めない社会は問題であり、さまざまな脳の働きを持った人が、公平に参加できる社会を目指すべきだ、という議論です。発達障害者支援法にも、「国民は、発達障害者の福祉について理解を深めるとともに、社会連帯の理念に基づき、発達障害者が社会経済活動に参加しようとする努力に対し、協力するように努めなければならない」（第1章・第4条）という規定があります。

社会の側から「障害」を取り除く努力は、「障害」をうけて社会参加を阻まれている方々だけでなく、社会全体にとっても重要な問題です。発達障害を「保護すべき対象」として捉えている限り、彼ら、彼女らの才能が社会で活かされることは困難です。同じ社会の一員として、彼ら、彼女らが存分に自身の可能性を実現できる環境を整えることにより、より多様で、豊かな社会を導くことも可能になると、私は考えます。もちろん、より多くの方が保護の対象ではなく、自立し、社会に貢献し、納税する立場になることができる社会は、結果的に医療費や社会保障費の抑制にもつながるはずです。

個人の努力と社会の受け入れは、必ずしも相反するものではなく、共に必要なものだと思います。しかし、時には、この二つのアイディアがぶつかってしまうこともあります。

例えば、聴覚障害を持つ方々、耳の不自由な方々は、話し言葉を身につけることは困難です。ただし、口の動きをひとつひとつ練習することにより、ある程度の話す能力を身につけることは可能です。一方、彼ら、彼女らは、手話を身につけることもできます。音を聞く必要のない手話は、耳の不自由な方々にとって、話し言葉（口話《こうわ》）よりも自然な言語である、ということもできます。また、ご存じの方もいらっしゃるとは思いますが、手話はそれぞれの国の口話を訳したものではなく、独自の文法や表現を持つ、まったく別の言語です。

聴覚障害は話し言葉を獲得するのが困難な「障害」なので、口話をトレーニングするべきなのでしょうか。それとも、手話という別の言語を話すグループなので、使っていることばの違いで差別されることのないよう、口話を話す人と、手話を話す人が同じように扱われるよう、社会の制度を変えるべきなのでしょうか。簡単には答えの出ない問題ですが、多様性と障害、社会参加と治療とのバランスについて、考えさせられる事例です。

†発達障害研究

さて、私は、治療法を開発・実践する医師や臨床家でもなく、社会参加を訴える当事者や家族でもなく、「基礎研究」を生業《なりわい》とする科学者です。発達障害の一つである自閉症について、脳の働き、心の働きを研究しています。

基礎研究は、発達障害を抱える当事者や家族に、その場で直接役に立つわけではありません。ただ、発達障害の「ハードル」の背景にあるメカニズム、「個性」や「脳の多様性」が「障害」となって現れる原因、さらに、発達の過程で脳が変わるメカニズムを理解することによって、発達障害を抱える方々にとってどのような支援が可能なのか、新しい視点を発見できるのではないか、と期待しています。

また、現在私は英国の公的機関である医学研究会議（Medical Research Council）のフェローとして研究助成を受けていますが、英国医学研究会議は基礎研究を「医学研究の極めて重要な分野」と位置づけ、私のような、医師ではない研究者に対しても大規模な研究助成を行っています。

本書では、こういった基礎研究者としての私が出会った研究成果をご紹介しながら、自閉症についてお話ししていきます。ADHDや学習障害など、他の発達障害について議論することはできませんが、同じ「発達障害」として、共通する部分も出てくるのではないかと考えています。

次の章では、「自閉症」という名前についてのお話からはじめようと思います。「注意欠陥／多動性障害（ADHD）」や「学習障害」と比べても、自閉症という名前は直感的な理解が難しく、誤解を招きやすい理由にもなっています。なぜこのような名前がつけられたのでしょうか。なぜ、最新の診断基準では「自閉症スペクトラム障害」という名前に変わったのでしょうか。そして、どのような状態のことを「自閉症」と呼ぶのでしょうか。

第2章

自閉症スペクトラム障害とは何か

†自閉症の名の下に

「自閉症」という名前は、「他人との接触を拒否し、自分の殻《から》に閉じこもっている」というイメージを連想させます。これは、まったくの誤解です。日本の精神科医である斎藤環《たまき》医師の先駆的な報告によって広く知られるようになった「(社会的) ひきこもり」も、自閉症とはまったく異なるものです。

自閉症ということばはとても誤解を招きやすいので、「アスペルガー症候群」や「広汎性発達障害」という名前を使い、自閉症ということばを避ける専門家や当事者も少なくありません。「アスペルガー症候群、アスペルガー障害」という名前はあまりに有名になったので、アスペルガー症候群や自閉症でない方々が「自分はアスペルガーに違いない」と思い込む現象も報告され、「偽アスペルガー症候群」と呼ばれることもあります。

ところが、2013年、米国精神医学会から出版された最新の診断基準（DSM－5）には、アスペルガー障害や広汎性発達障害という用語は含まれませんでした。新しく導入された診断名は、「自閉症スペクトラム障害（Autism Spectrum Disorder)」に統一されていました。

さらに、新しい診断基準では、同じ個人に対して複数の診断を行うことが可能になりました。例えば、「自閉症」の診断を受けた人がＡＤＨＤや学習障害の症状を持っていた場合、「自閉症」と「ＡＤＨＤ」、あるいは「自閉症」と「学習障害」といったように、二つ以上の診断を受けることができるようになりました。つまり、「自閉症でありながらＡＤＨＤ」「学習障害を伴う自閉症」「ことばの遅れを伴った自閉症」といったように、自閉症を持った方々にも大きな多様性があることが、診断に反映されました。

「自閉症」「アスペルガー症候群」「広汎性発達障害」などのことばをすべて聞いたことはなくても、どれか一つなら聞いたことがある方もいらっしゃるかも知れません。また、読んだ本や話す人によって違う名前を使ったり、違う言い回しをしたりするので、混乱してしまっている方もいらっしゃるかもしれません。一方、当事者や支援者の方々には、この「名前」の話はなじみ深いものかもしれません。

私のように自閉症研究に携わる者にとっても、診断の問題は直感的ではなく、常に新しい流れを勉強し、診断を開発している方々と議論を続ける必要があります。発達障害の診断、特に自閉症の診断は、一筋縄ではいきません。特に、新しい診断基準で行われた「自閉症スペクトラム障害」の導入については、研究者、臨床家、当事者、政策決定者を巻き込んだ大きな議論が、主に米国を中心として行われていました。

本章では、「自閉症スペクトラム障害」とは何かについて、診断基準や定義をもとにご紹介します。また、現在の慣行に従って、「自閉症スペクトラム障害」の略称として「自閉症」ということばを使うことにします。「アスペルガー症候群」「広汎性発達障害」「PDD（広汎性発達障害）」という名前でみなさまがご存じかもしれない障害も、ここでご紹介する自閉症（自閉症スペクトラム障害）に入ります。どのような診断基準が使われていたのか、どのように変わったのか、なぜ診断名を変える必要があったのかなど、順を追ってお話ししていきます。

†「自閉症」の語源を探る

自閉症とは、英語の Autism の訳語です。ギリシャ語で「自己」を意味する autós が語源になっているようです。「オートマティック」や「オートメーション」、さらには自動車やバイクのことを指す「オートモービル」や「オートバイ」の「オート」も、同じ語源です。牛や馬、あるいは人などの外部の力によって動くのではなく、自動的、自己完結的、自律的に動く、といった意味として使われているようです。

Autismという用語が精神医学の世界に導入されたのは、今から１００年以上前のことです。もともとは、統合失調症の症状の一つ、「自己への引きこもり（Autistic withdrawal）」を表す用語として導入され、日本では、当初は「内閉《ないへい》」と訳されていました。その後、今から70年以上前、レオ・カナーにより、他者との関わりに困難さを抱える子どもたちが「早期幼児自閉症（early infantile autism）」という、統合失調症とは異なる障害である、という主張がなされました。このとき、統合失調症とは異なる診断名として、はじめて「自閉症（Autism）」という名前が使われました。

Autismが日本で「自閉」と訳された経緯はよくわかりませんが、語感としては「Autism」というよりも「Autistic withdrawal」に近い気もします。１００年前、70年前の医学の知識に基づいた訳語なので、現在の「自閉症」に関する理解とずれてくるのは仕方がないことなのかもしれません。

かといって、他によい訳語があるかと言われると難しいところです。「自律性障害」というと自律神経失調症に間違われかねませんし、「自動性障害」というと、運動や行動の障害のように聞こえてしまいます。「自己性障害」といってしまうと、自己意識の障害のように聞こえてしまう可能性もあります。「自己完結障害」と訳してもよいのかもしれませんが、これも個人的にしっくりとこない気がしています。また、後で述べますが、「アスペルガー症候群」は「自閉症」よりもいくらか狭い意味で使われていますので、「自閉症」と完全に置き換えることはできません。

「注意欠陥／多動性障害」をＡＤＨＤ、「学習障害」をＬＤと呼ぶことが一般的になってきていることを考えると、自閉症スペクトラム障害も将来的には「ＡＳＤ」と呼ばれるようになるのかもしれません。また、２０１３年に起こった診断基準の改定（ＤＳＭ－５）を受けて、日本でどのような訳語が定着するのか、ちょっと予測がつかないところもあります。すでに根付いてきた「アスペルガー」ということばが残るのか、「ＡＳＤ」に統一されるのか、「自閉症」という訳語をそのまま残すのか、それとももう少しうまい訳語が生まれるのか。いずれにせよ、当事者や支援者にとって使い勝手のよい、誤解を生みにくいことばが見つかればよいなあ、と思います。

それでは、名前の話はこれくらいにして、「自閉症」の診断がどのように行われるのかについて、新しい診断基準に従いながらご紹介していきます。

†自閉症の診断はどのように行われるか

発達障害の診断は、多くの場合、親をはじめとした養育者が子どもの発達を心配し、医師などの専門家に相談することから始まります。

おとなしく座っていることができない。呼びかけても反応しないので、耳が聞こえていないのではないかと心配になる。いろいろとこだわりが出てきて、無理に止めようとするとパニックを起こしてしまう。なかなかことばが出ない。保育園や幼稚園で、先生の指示を聞くことができない。友達と遊ぶことができない。1歳半健診、3歳児健診など、発達健診で「気になることがある」といわれた。このままでは、小学校に進学したとき、授業をうけられるかどうかわからない。このように、子どもの個性が、日常生活や学業への参加を阻む「ハードル」になっている場合、発達障害が疑われます。

また、このような「ハードル」は、必ずしも就学前に現れるわけではありません。例えば、自閉症の診断基準と同じような行動の特徴を見せていたとしても、自分でうまくコントロールできていたり、自分の苦手なところをカバーするやり方を身につけることができていたりすれば、日常生活を送ったり、学校で勉強したり、就労したりすることもできるでしょう。

ただし、このように「うまく行っていた」方でも、生活する環境が変わったり、成長するにつれて周囲から要求されるものがどんどん難しくなったりするなかで、徐々に自身の個性が「障害」となり、学校生活や就労、友人関係などに困難を抱えるようになる場合もあります。もちろん、このような「ハードル」にぶつからず、本人や家族の生活がうまくいっている場合には、わざわざ第三者が診断をつける必要はありません。「診断」とはレッテル貼りをするためではなく、「困っている状態」の原因を見つけ、有効な支援や治療の方法を探すために行われるからです。

自閉症など発達障害の診断を行うのは、医師などの専門家です。最初に相談したお医者さんなどから、「発達障害に詳しい病院」を紹介されることもあります。医師がまず行うのは、「現在の状態」と「生育歴（子どもの育ってきた歴史）」の聞き取りです。子どもの現在の様子を聞くのと同時に、ことばが出たのはいつ頃か、歩き始めたのはいつ頃か、何か変わった様子に気づいたのはいつ頃かなど、子どもが生まれてから今までのことを細かく聞き取ります。

また、子どもが親と遊ぶ様子や、心理士などの病院のスタッフと遊ぶ様子を見ながら、子どもの特徴を調べることもあります。こういった検査の結果、本人の現在の状態や生育歴が診断基準と一致した場合、「自閉症」の診断がつくことになります。第1章でもご紹介したように、自閉症は遺伝子検査などではなく、行動の特徴によって診断されます。

自閉症の診断の核になるのは、「対人コミュニケーションや対人行動の困難さ」と「限局的、反復的な行動や興味のパターン（こだわり）」の二つです。両方の特徴を発達の初期から持っており、それが人付き合いや就労など、現在の生活に著しい困難さを引き起こしているとき、「自閉症」の診断をうけることになります。

また、これらの困難さが全般的な発達の遅れだけからは説明できない、という条件を満たすことも、自閉症の診断基準になっています。なお、一つ前の診断基準では「対人相互作用の困難さ」「コミュニケーションの困難さ」「こだわり」の三つを診断基準として使っていましたが、新しい版では上記の二つにまとめられました。

以下に、診断基準に使われている行動の特徴をご紹介します。実際に自閉症を抱えている方やご家族のみなさまには、これらがどういう状態を指すのか、直感的におわかりいただけると思います。

一方、実際に自閉症を抱えた方々と関わったことがなく、専門の訓練を受けたこともない方にとって、この文章だけから自閉症かどうかを判断するのは危険です。何が「困難さ」なのか、何が「こだわり」なのか、何が「極端」なのか、実際に自閉症を抱えた方々と関わり、経験を積まないと実感できないからです。ですので、もしもこれらの条件に当てはまる、と心配に思われる方がいた場合、自分で判断することなく、まずは医師などの専門家に相談することを強くお勧めします。

診断基準①――対人コミュニケーションの困難さ

一つめの「対人コミュニケーションや対人行動の困難さ」には、大きく分けて三つの要素があります。

一つめの要素として、他の人と社会的なやりとりしたり、気持ちを伝え合ったりすることが難しい、というものがあります。例えば、小さな子どもの場合は、会話のやりとりがうまくいかなかったり、自分が興味を持っていることや気持ちを伝えたり、相手と分かち合ったりしようとする傾向が弱かったりします。また、相手に呼びかけたり、呼びかけに答えたりすることがうまくいかなかったり、といった行動がみられることもあります。

さらに、知的な発達やことばの発達に困難を抱えていない大人の場合は、いつ会話に加わればよいかがわからない、その場で何を言ってはいけないのかなどの「暗黙のルール」がわからないなど、社会的場面の微妙な手がかりを読み取ることが難しい、という傾向が見られることもよくあります。

　二つめの要素として、ことばを使わないコミュニケーションの発達に困難さを抱えることがあります。小さな子どもでは指さしや視線、しぐさなどを使ったコミュニケーションが見られなかったりします。発達に従って、それらの行動を獲得できた場合にも、しぐさとことばの組合せがちぐはぐなものになってしまったりすることもあります。また、しぐさの理解ができていたとしても、自分からしぐさを使ってコミュニケーションを取ろうとする傾向が弱かったりすることもあります。

　三つめの要素として、社会的な関係を築いたり、維持したり、理解したりすることの困難さがあります。小さな子どもでは、他人を無視したり、相手になされるがままだったり、不自然で唐突な働きかけをしたりすることもあります。また、ごっこ遊びに参加したり、友達を作ったりすることが難しかったり、ある決まった遊び方にこだわり、それを相手に押しつけることもあります。

　さらに大人になってくると、場に応じて自分の行動を変えることが難しかったり、会話の微妙なニュアンスを読み取ることが難しかったりします。1人でいることを好むこともよく見られます。また、他人と関わるときにも、同年代ではなく、かなり年上または年下の人たちと関わることを好むこともあります。さらに、「友達関係」の質が異なっており、一方的な「友達関係」や、ある趣味を共有するだけの「友達関係」を持ちたいと思うこともよくあります。

自閉症の診断基準を満たすには、これらの要素を一つだけでなく、複数もっている必要があります。さらに、ある特定の場面だけではなく、日常生活のさまざまな場面で、同じような傾向を一貫して見せることが、「対人コミュニケーションや対人行動の困難さ」を持っている、と判断される基準になります。

†診断基準②――こだわり・常同行動

二つめの「限局的、反復的な行動や興味のパターン（こだわり）」には、大きく分けて四つの要素があります。

一つめの要素として、「常同的な」行動を繰り返す、というものがあります。年齢や知能の発達、ことばの発達に応じて、どのような「常同行動」が出るかは変化します。例えば、おもちゃを一列に並べたり、手や手に持ったものをぱたぱたさせたり、相手のいったことをオウム返ししたり、状況とまったく関係のないことばを発したりといった行動が見られることがあります。

二つめの要素として、常に同じであること、決まった手順を踏むことに対する強いこだわりが見られることがあります。まわりのものや配置が少しでも変わっていると激しく動揺したり、挨拶するときに必ず決まった手順を踏まなければならなかったり、通学するときに必ず同じ道を通らなければいけなかったり、いつも必ず同じものを食べなければいけなかったり、といった強い「こだわり」が見られることがあります。

三つめの要素として、あまり他の子どもには見られないようなものや話題への強いこだわりが見られたり、とても細かい特定の物事に対する強い関心が見られたりすることもあります。

四つめの要素として、特定の感覚に対する敏感さや鈍感さ、こだわりが見られることもあります。例えば、痛みや暑さ、寒さなどにまったく反応しない、気づかないように見えることもあります。特定の音や手触り、肌触りを強く嫌がったりすることもあります。もののにおいをかいだり触ったりする行動が強く見られることもあります。光の濃淡やものの動きなどを好んでよく見ている、という傾向も見られます。この「感覚」に関する特徴は、新しい診断基準(DSM-5)で導入されたものです。

先ほどの診断基準①と同じように、自閉症の診断基準を満たすには、これらの要素を一つだけでなく、複数持っている必要があります。さらに、ある特定の場面だけでなく、さまざまな場面でこれらの特徴を見せることが、「限局的、反復的な行動や興味のパターン(こだわり)」を持っている、と判断される基準になります。

また、大人になってくると、人前ではこだわりや常同行動を見せないよう、自分でコントロールすることができるようになる人も多くいます。また、強い興味や関心を持つトピックは勉強や訓練を行う「動機付け」になったり、その結果進学や就労につながる道を切り開くきっかけになったりすることもあります。

†その他の診断基準

自閉症は「発達障害」ですので、これらの特徴、臨床像は発達の早い時期から見られます。

ただ、先ほど述べたように、ある程度のところまでは「自閉症」の特徴からくる困難さを自力で乗り切ったり、うまく付き合うやり方を身につけていたりする場合もあります。

この場合は、自閉症の特徴が日常生活に困難を引き起こす「ハードル」になってくるのは、かなり大きくなってから、時には成人になった後の話です。ただ、この場合でも、生育歴を聞き取ると、診断基準に当てはまるような行動は子どもの頃から見られることが知られています。

もう一つ重要な診断基準として、これらの特徴、「症状」が社会生活や学業、就労など、日常生活に著しい困難さを引き起こしている場合にのみ、「自閉症」の診断がなされます。例えば、もしも自閉症のその他の診断基準を満たすような特徴、「症状」を持っていたとしても、日常生活に問題がなく、本人や家族に「医者に何とかして欲しい」と思う状態(愁訴《しゅうそ》)がない場合は、自閉症の診断を受けることはありません。繰り返しになりますが、診断はレッテル貼りをするためにではなく、本人への有効な支援を選ぶためにあるものですので、当然のことだということもできます。

†自閉症スペクトラム

何度かお話ししましたが、ここでご紹介している診断基準は、米国精神医学会が2013年に新しく発表したバージョン(DSM-5)です。世界的に使われている診断基準としては、もう一つ、世界保健機関(WHO)によるもの(ICD-10)があり、こちらは

2015年に改訂される予定です。

米国精神医学会の一つ古い版の診断基準（DSM-Ⅳ、DSM-Ⅳ-TR）では、「自閉症スペクトラム障害」という診断名は存在せず、「広汎性発達障害」というカテゴリーの中に、「自閉性障害」「アスペルガー障害」「その他特定不能の広汎性発達障害」といった複数の診断名が含まれていました。

大まかにいうと、「広汎性発達障害」のうち、発達初期にことばの遅れが見られれば「自閉性障害」、見られなければ「アスペルガー障害」、さらに、自閉性障害やアスペルガー障害の基準にやや満たない場合は「その他特定不能の広汎性発達障害」といった分け方がされていました。

ただ、同じ診断名を持つ方の中にも幅広い個人差が見られることも知られていましたし、逆に違う診断名を受けても臨床像がとても似かよっていることもあったため、この診断方法には批判もありました。例えば、「自閉性障害」の診断を受けても、「アスペルガー障害」の診断を受けた人とほとんど変わらないことばの発達を見せる方も多く見られ、こういった方々を「高機能自閉症」と呼ぶ動きもありました。

こういった流れの中で、「自閉症」をいくつかのカテゴリーに分けるのではなく、幅のある存在、大きな個人差を持つ障害として定義した方が現状に合うのではないか、という意見が強くなりました。そういった意見を受けて、新しい診断基準では「自閉症スペクトラム障害」という診断名が採択されました。

†新しい診断基準とはどういうものか

スペクトラムとは、「連続したもの」といったような意味です。

例えば、虹《にじ》の色は、色の境目がはっきりしたものではなく、赤から紫へと連続的に変化しているように見えます。同じように、「自閉症」という状態も、みな同じものでも、いくつかのグループにはっきり分かれるものでもなく、虹のスペクトラムのように、連続的に分布する症候群である、と考えることができます。「自閉症連続体」と呼んでもよいのかもしれませんが、日本語では「自閉症スペクトラム」という用語が定着しています。

また、新しい診断基準では、自閉症スペクトラム障害という用語が導入されるのと同時に、対人コミュニケーションの困難さやこだわり・常同行動の「重さ」（軽度、中度、重度）を評定する、という手順が導入されました。以前は「それぞれの臨床像が診断基準に当てはまるか当てはまらないか」という点だけを見ていたのに対し、新しい診断基準では

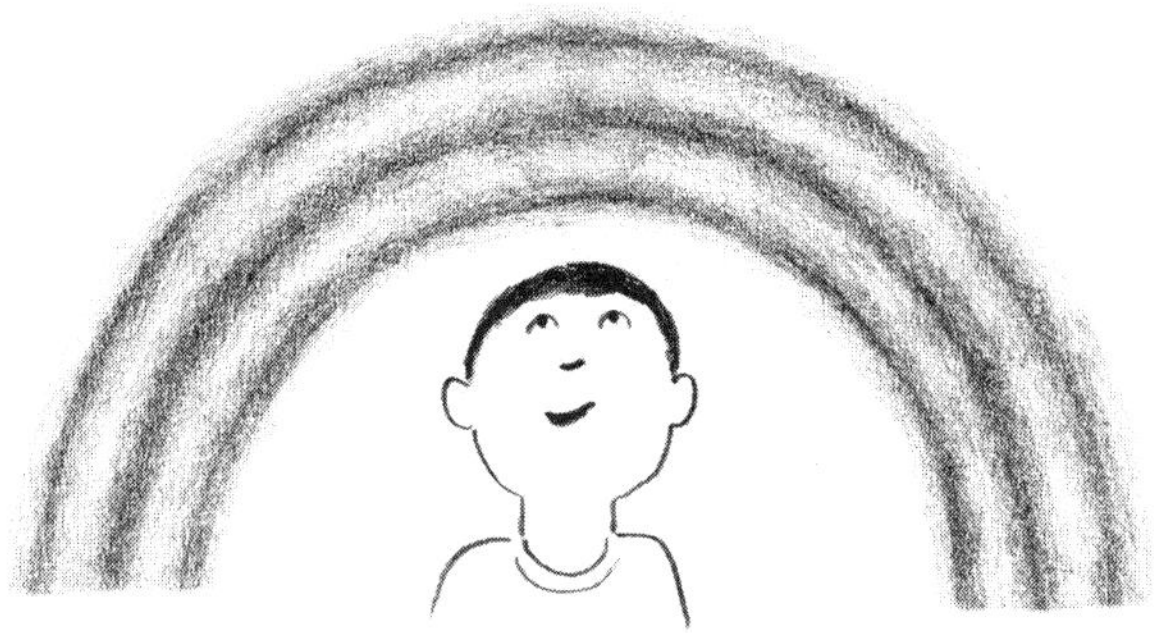

自閉症のスペクトラム

虹のスペクトラムのように、自閉症スペクトラム障害の現れ方にも、大きな幅があります。「自閉症」と「定型発達」の境目もこのスペクトラムの中にあり、くっきりと分かれているものではありません。

対人コミュニケーションの困難さ	こだわり・常同行動
・他の人と社会的なやりとりを行ったり、気持ちを伝え合ったりすることの困難さ ・ことばを使わないコミュニケーション（指さしや視線、しぐさなど）の困難さ ・社会的な関係を築いたり、維持したり、理解したりすることの困難さ	・特定の動きやことばなど（常同行動）を繰り返す ・回りのものの配置や道順などが常に同じであることにこだわる ・あまり他の子どもに見られないような、細かい特定の物事に関する強い関心やこだわりが見られる ・音や光、肌触りなど、特定の感覚が敏感だったり、鈍感だったり、こだわりを持ったりする

自閉症の２つの行動特徴

自閉症の診断の核になるのは、「対人コミュニケーションや対人行動の困難さ」と「限局的・反復的な行動や興味のパターン（こだわり・常同行動）」の２つです。両方の特徴を発達の初期から持っており、それが現在の生活に著しい困難さを引き起こしているとき、「自閉症」の診断を受けることになります。

「それぞれの臨床像がどの程度日常生活に支障をきたしているか」という、よりきめの細かい評定が推奨《すいしょう》されたことになります。

ただ、ここで誤解しないように気をつけなければならない点として、この「重さ」は診断基準への当てはまり方や発達の遅れではなく、「必要な支援の程度」によって評定されます。また、この「重さ」や「支援の必要性の程度」を評定する、という試みは新しいものなので、実際の臨床現場でどのような運用がなされるのかについては、広く使われはじめてみないとわからないところもあります。

自閉症スペクトラム障害の新しい診断基準が発表されたのは、つい最近（2013年5月）のことです。これまでの診断基準に比べて、自閉症を抱える方の多様性、個性の幅広さをうまく表した診断基準だと思います。ただ、実際の現場での移行がどのように行われるのか、臨床現場にどのような影響を与えるのかについては、今後注意深く見守り、対応していく必要があります。

†自閉症と一緒に起こりやすい障害は何か

本章の最初の方でもご紹介したように、新しい診断基準では、同じ個人に対して複数の診断を行うことが可能になりました。これは、実は大きな変化なのです。

以前の診断基準は、発達障害を「分類」することに重きが置かれていました。「広汎性発達障害」なのか、「注意欠陥／多動性障害」なのか、それとも「知的障害」なのか。広汎性発達障害なら、「自閉性障害」「アスペルガー障害」「その他特定不能」のうち、どの診断名に分類されるのか。このように診断は細分化され、複数の診断に当てはまるような方々、境界線にいるような方々についても、診断の「優先順位」を使って一つの診断に分類する、ということが行われていました。

新しい診断基準では、この点が大きく変わりました。例えば、「自閉症」と「ＡＤＨＤ」の両方の診断基準を満たす場合は、無理矢理どちらかに分類することなく、両方の診断名を付けるように書かれています。また、自閉症の診断を受ける方のうち、70％の人が少なくとも一つの他の診断基準を満たすこと、40％の人が二つ以上の診断基準を満たすことも書かれています。

また、自閉症の診断を受ける方のうち、少なからぬ割合の人が発達性協調運動障害（不器用さ）や知的発達障害（知的障害）、学習障害を持っていることも知られています。こういった方々についても、「知的発達障害を伴う自閉症」「学習障害を伴う自閉症」といった診断を行うことができるようになりました。

こうして、新しい診断基準により、発達障害を抱えた方々をそれぞれの診断に「分類」して終わりとするのではなく、それぞれの方の診断の組合せ（ハードルの種類）、それぞれの障害の重さ（ハードルの高さ）を総合的に見ることができるようになりました。

発達障害の現れ方はひとりひとり違いますので、こういった個人の特徴、プロフィールを細かく見ることのできる診断方法は、発達障害の現状に即したものだと思います。ただ、直感的に理解することがやや難しくなってきますので、現場での運用がどのようになるのかについては、今後の展開を待つ必要があります。

†自閉症の多様性と診断の関わり

診断は個人や家族にとって大きなステップです。自分の子ども、あるいは自分自身が「障害」を持っていることを知ること、それを受け止めることは、時として難しい、つらい経験になることもあります。

それでも、自分（あるいは自分の子ども）がどこで「ハードル」にぶつかっているかを把握すること、他にも自分たちと同じようなハードルを抱え、乗り越えたりかわしたりする努力をしている人たちがいるということを知ることは、自分自身のハードル、自分自身や自分の子どものハードルと付き合っていくために、役に立つものでもあります。

　また、診断は「障害」を超えた個性や自分らしさと向き合うきっかけになることもあります。個性は「障害」という困難さにだけつながるのではなく、自分自身の可能性や自分らしさ、時には類《たぐ》い稀《まれ》なる「才能」につながることもあります。診断は、自分自身の個性を理解し、肯定的に受け止め、自分の将来に活かしていくきっかけにもなるのです。

　自閉症スペクトラム障害の診断を受けるということは、対人コミュニケーションが困難であり、また常同行動や「こだわり」を抱えることによって、日常生活や学業、就労などに「ハードル」を持っていることが確認される、ということです。そのハードル（障害）がどこにあるかを理解することで、適切な支援の方法を探すことができます。

　また、こういった「障害」を持った人が数多くいるということを社会全体が認識するのは、個人の側からだけでなく、社会全体として「ハードル」と向き合うきっかけになります。例えば、発達障害者支援法によって、自閉症が障害であり、支援の対象であることがはっきりと定められたことは、社会の側からの変化として、とても前向きなものだと思っています。

また、自閉症は多様な個性からなる「スペクトラム」であることが、新しい診断基準に反映されました。つまり、「自閉症」の診断だけでは、それぞれの方の状況を理解するには不足だ、ということです。それぞれの個人が自閉症スペクトラムのどの位置にいるのか、他にどのようなハードルを抱えているのか。こういった個別の事情を丁寧に見ていくことが、診断が単なるレッテル貼りではなく、本人や家族、支援者の役に立つものになるためには欠かせません。

新しい診断基準が、臨床現場でどのように使われていくのかについては未だ予想がつかないところがありますが、「自閉症」というレッテルを貼って終わりとするのではなく、それぞれの個人の状況を細かく見ていく方向に進むことを、強く期待します。

次の章では、自閉症はなぜ起こるのか、という話題についてお話ししていきます。親の育て方が原因ではないことはお話ししましたが、それはどのようにしてはっきりしたのでしょうか。遺伝子は、自閉症の発達とどのような関係にあるのでしょうか。

第3章 自閉症はなぜ起こる？

†冷蔵庫母親説からの解放

カナーによって自閉症が「発見」されてからしばらくの間、自閉症は親の愛情不足によって起こる、と考えられていました。「冷蔵庫のように冷たい母親」という表現は、当時の自閉症観を端的に表すことばです。

それに伴い、自閉症の治療も、母親の「冷たさ」に焦点を当てた精神分析や、子どもをあるがままに受け入れ、愛情を注《そそ》ぐ「受容療法」や「抱っこ療法」と呼ばれるものが使われていました。現在では、こういった治療法には効果がないばかりか、母親に根拠のない罪悪感を与え、悪影響を及ぼすことも知られています。

自閉症の原因が親の育て方でないことをはっきりと示したのは、「行動遺伝学」という研究分野で使われている、双生児研究という手法です。双生児研究は、一卵性双生児と二卵性双生児の「遺伝子の似方（一致度）」を元にした研究です。

一卵性双生児も二卵性双生児も、どちらも「ふたご」なので、親からの育てられ方や家庭環境などに大きな違いはありません。しかし、遺伝子の視点から見ると、この2種類のふたごは大きく違っています。一卵性双生児は、母親の胎内で一つの受精卵が二つに分かれ、それぞれ2人の子どもとして発達しています。そのため、2人は基本的に100%同じ遺伝子をもっています。一方、二卵性双生児は、母親の胎内で二つの卵と二つの精子がそれぞれ受精し、そこから2人の子どもが生まれることになります。つまり、同じタイミングで生まれてはくるものの、遺伝的には、二卵性双生児の関係は普通の兄弟姉妹の関係と同じく、遺伝子の半分(50%)を共有していることになります。

いくつかの研究により、一卵性双生児は、二卵性双生児よりも、一方が自閉症であればもう一方も自閉症であるという割合(一致率)が高いことが繰り返し示されました。一卵性であろうが二卵性であろうが、親がふたごを育てるやり方に大きな違いはありません。つまり、親の育て方が自閉症を引き起こす原因だという主張は、一卵性双生児における自閉症の一致率が、二卵性双生児よりも高いことを説明できないのです。

こうして、自閉症は親の育て方ではなく、それぞれの子どもが持つ遺伝子の組合せに大きな影響を受ける発達障害であることが示されました。

†自閉症の原因遺伝子を探せ!

ヒトゲノムプロジェクトの進展に伴い、人間の遺伝子を研究する環境が整ってきました。

自閉症に関しても、双生児研究から「遺伝の影響が強い」障害であることは知られていたので、自閉症の遺伝子を探す研究が盛んになったのは当然のことかもしれません。

ところで、みなさまは「遺伝子」というものについて、どの程度ご存じでしょうか。

遺伝子は、二重らせんに巻き取られたひもの形をしています。人間は父親から23本、母親から23本の染色体をそれぞれ受け継ぎ、結果として23対（46本）の染色体を持っていることになります。人間の遺伝子の総体であるゲノムは、「23の章からなる1冊の本である」という喩えをされることもあります。

人間のゲノムには、人間を作る「レシピ」が書かれています。料理のレシピと同じように、体を作る材料や調理器具である「タンパク質」の作り方が書かれています。また、これも料理のレシピと同じように、どのタンパク質が〝いつ〟〝どこで〟〝どういった場合に〟〝どれだけ〟作られるか、ということを制御する「手順」も、遺伝子に書かれています。この手順の中には、例えば「怪我をしたときにその部分を再生する」「ある経験をしたときに脳の働きを変化させる」といったように、体の外の環境との相互作用、「経験」に応じて始まるものもあります。

受精卵が細胞分裂を繰り返し、さまざまな経験をしながら人が育っていく過程で、レシ

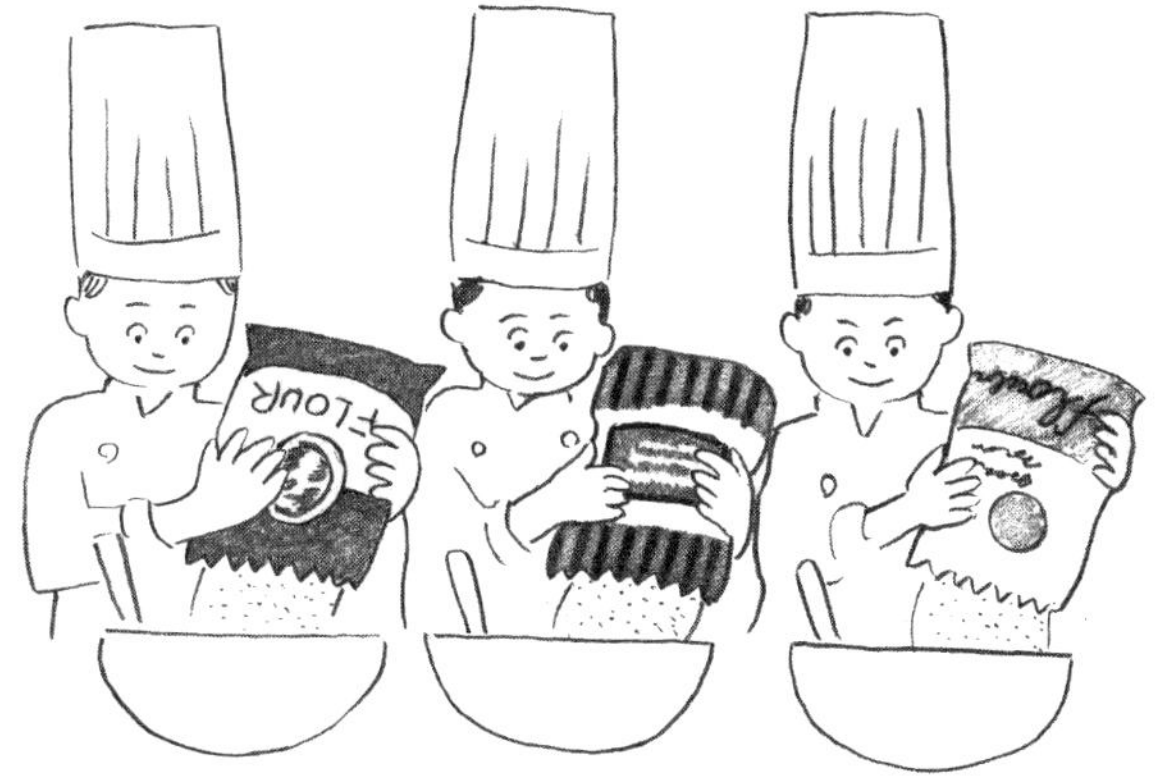

遺伝子の仕組み

材料の違いや工程の違いなど、レシピ（遺伝子）の微妙な違いによって、少しずつ違うケーキ（個性）が生まれます。

ピが読み解かれ、次々とダイナミックな変化（発達）が起こります。こういった生物の変化、発達はどこかで終わるわけではなく、生まれる前から、生涯を通じて、生を終えるまで、途切れることなく続いていきます。遺伝子は、できあがりの形を指定している「設計図」ではなく、状況に応じて変化を引き起こす手順を書いた「レシピ」なのです。

また、遺伝子のレシピは、それぞれの人ごとに微妙な違いがあります。この違いが生まれるのは、細胞から細胞へと遺伝子を書き写す過程で、稀に「写し間違い」が起きるからです。文章の一部が欠けてしまったり、余分に繰り返されてしまったり、違

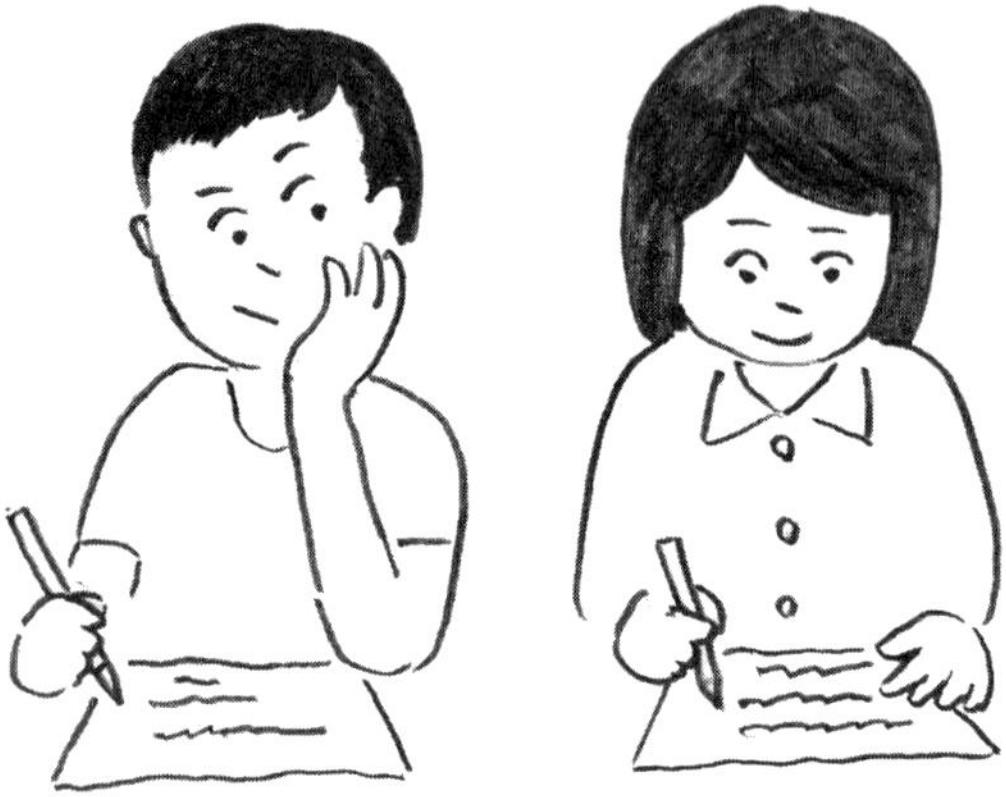

「稀な変異」の写し間違い

遺伝子のレシピが書き写されるとき、文字が写し間違いで入れ替わってしまい、結果としてレシピが変わってしまうことがあります。

う文字や文章と入れ替わってしまう。文章の順番がひっくり返ってしまうこともあります。このようにして、遺伝子レシピの写本は、それぞれが少しずつ違う、ユニークなコピーになっています。

さらに、この変化が、精子や卵細胞の中にある親から子へと受け渡される遺伝子の写本に起こった場合、子どもは親と少しだけ違う写本、少しだけ違う遺伝子を持つことになります。このような過程が何世代も続くことにより、それぞれの人は他人と少しだけ違う、個性的な遺伝子を持つことになります。

自閉症と関係している遺伝子レシピの「個性」を調べるためには、自閉症を抱える方、自閉症を持っていない方にご協力いただき、それぞれの遺伝子を比較する必要があります。例えば、1万人の自閉症者と、1万人の非自閉症者を比較して、自閉症を抱えた方だけが共通して持っている遺伝子の「違い」がみつかれば、その遺伝子が自閉症と関係している、と考えることができます。そのようにして、ウィリアムス症候群や脆弱X症候群、アンゲルマン症候群などの発達障害では、それぞれの発達障害につながる遺伝子の違いが発見されています。

†自閉症と関係の強い遺伝子たち

数多くの遺伝子研究の結果、自閉症と関連のある遺伝子の違い（変異）について、徐々に理解が深まってきました。

まず、自閉症を抱える人の1〜2割は、23対の染色体のうち、特定の場所にある遺伝子の違いによってある程度説明できることがわかってきました。例えば、自閉症を抱える方が100人集まったとき、そのうちの10人から20人くらいの人は、「稀な変異」が自閉症につながっている、と考えられます。

脆弱X症候群やアンゲルマン症候群、結節性硬化症などのすでに知られている遺伝子性の疾患や、それ以外の、いくつか特定の場所における遺伝子の違い（16q11 deletion, 22q deletion など）を持っている方々は、高い確率で自閉症を持つことがわかってきたのです。このように、人口中に占める割合は少ないものの、持っていると発達障害など特定の状態を起こしやすい遺伝子の違い（変異）を、「稀な変異（rare mutation）」と呼んでいます。

また、それぞれの「稀な変異」は、自閉症を抱えた方々全体のうち、多くても1％程度（多くの場合それよりはるかに低い割合）の事例しか説明できない、ということもわかってきました。つまり、自閉症を抱える１００人のうち、同じ「稀な変異」を持っている人が2人以上いる確率はとても低い、ということもできます。10人いれば10通り、20人いれば20通りの「稀な変異」がみつかるといっても、大きく間違ってはいません。

話を戻しますが、こういった、何通りもある「稀な変異」を持っている人を全員集めても、１００人あたり10人から20人（1～2割）にしかならない、ということになります。残りの8～9割の自閉症者に関しては、どのような遺伝子が自閉症につながっているのか、簡単に特定することはできません。次の節で、もう少し詳しく説明しますが、自閉症は、遺伝子から見ても多様な存在なのです。

もう一つの重要な点として、これらの遺伝子の違いが自閉症になるかならないかを「決める」わけではない、ということがあります。例えば、結節性硬化症につながる「稀な変異」を持つ方のうち、自閉症も持っている方は全体の2割程度です。つまり、この「稀な変異」を持っている100人のうち、自閉症の診断を受けるのは20人程度、ということになります。

他に知られている「稀な変異」に関しても、自閉症の診断を受けるかどうかを100％予測できるものはまだ知られていません。自閉症になる確率を高める遺伝子はあっても、自閉症になるかどうかを「決定する」遺伝子は存在しないと考えても、ほぼ間違いないと思います。現在、それぞれの「稀な変異」が、他の遺伝子や環境とどのような相互作用を引き起こすことによって自閉症へとつながっていくのかについて、研究が進められています。

†遺伝子のよくある個人差とその組合せ

さて、自閉症を抱える方々のうち1〜2割の方は、遺伝子の「稀な変異」を持っていることが自閉症につながっているらしい、というところまでお話ししました。それでは、残りの8〜9割の方々はどうなっているのでしょうか。

遺伝子の個人差には、先ほどご紹介したような「稀な変異」だけでなく、「（よくある）遺伝子多型（common variant）」と呼ばれるものもあります。最もよく知られている「遺伝子多型」は、血液型に関わる遺伝子でしょう。

（ABO式）血液型とは、血液のなかで酸素を運ぶ「赤血球」の表面に付いているタンパク質の個人差のことです。遺伝子のレシピのうち、このタンパク質の作り方が書かれている部分の違いにより、A型のタンパク質を作る遺伝子型、B型のタンパク質を作る遺伝子型、どちらのタンパク質も作らない遺伝子型の3種類が存在します。両親からどの遺伝子型の組合せを受け継ぐかによって、どの血液型になるかが決まります。これと同じように、遺伝子がいくつかの型（遺伝子型）に分かれており、そのうちの一つの型を親から受け継ぐ、という遺伝子多型は数多く存在します。

自閉症を抱える方の多く、先ほど挙げた8〜9割の方々は、一つや二つではなく、数多く、おそらくは数百以上の「遺伝子多型」の組合せによって、自閉症の起こりやすさが影響を受けているのだろう、と考えられています。

少しわかりにくいので、例を挙げて説明してみましょう。ある子どもが生まれるとき、遺伝子多型のそれぞれについて、どの型を持つかくじ引きをするとします。もし自閉症に関連した遺伝子多型が500個あるとすれば、それぞれの遺伝子について1回、計500回くじ引きをします。このくじ引きの結果、その子どもが持つことになった「組合せ」によって、自閉症が起こりやすいかどうかが決まってくる、という考え方です。

（私を含む）多くの方にとって、確率や統計は直感的に理解しにくいものです。できるだけわかりやすく説明することを目指しましたが、どうしてもややこしくなってしまいます。事実は単純ではなく、とても複雑だからです。

ただ、「自閉症は一つの遺伝子で決まるものではなく、とても数多くの遺伝子の複雑な相互作用が背景にある。また、自閉症を抱える方々がみんな同じ遺伝子の影響を受けているわけではなく、自閉症の背景にある遺伝子の組合せは無数にある」という概要だけでもつかんで頂けたとしたら、著者としてはとても嬉しいです。

†「遺伝子」と「遺伝」のややこしい関係

遺伝子を、手順や材料を書いた「レシピ」ではなく、完成形を定めた「設計図」として考えることが大きな誤解であることについては、本章の前の方で少しだけご紹介しました。

ある一つの遺伝子が何かを「決める」ことはほとんどありません。多くの場合、それぞれの遺伝子は他の遺伝子や環境と相互作用することにより、発達障害などが起こる「リスク」をほんの少しだけ上げ下げするにすぎません。

また、遺伝子がどのように次世代に伝わるか、遺伝子がどのように「遺伝」するかについても、かなり複雑です。親子は似ているものの、子どもは親の完全なコピーではなく、それぞれが独自の個性を持っているのは、遺伝子の伝わり方（遺伝の仕方）の複雑さにあります。

まず、自閉症の1〜2割を説明できると考えられている「稀な変異」について考えてみましょう。この変異は、多くの場合、親から子どもに遺伝子が伝わる過程での「変化」によって新たに生まれたものです。このように、親が持っていなかった遺伝子が子どもの代で「変化」して現れることを、「de novo 変異」と呼んでいます。この場合、自閉症を抱えるリスクを高める遺伝子は親から受け継いだものではなく、子どもの代で新たに生まれたものである、ということになります。

次に、残りの8〜9割の自閉症の背景にあると考えられている、よくある「遺伝子多型」について考えてみましょう。それぞれの遺伝子多型は、それぞれ単独では多くの人が持っている、ごくごくありふれたものです。しかし個別にはありふれたものであり、多くの人が持っている遺伝子型が、偶然数多く集まり、独特な組合せになったとき、それらの相互作用が自閉症の発達に影響を与える、と考えることができます。

もう少し詳しく説明してみましょう。親から子へと生命を伝えるための生殖細胞（卵や精子）を作る過程では、23対、46本の遺伝子が乗った染色体が父親と母親から半分ずつ選抜されます。このとき、基本的に、それぞれの染色体のペアについて、父親由来の染色体が選ばれるか、母親由来の染色体が選ばれるかは、偶然の過程で決まることになります。喩えていうならば、それぞれの精子、それぞれの卵が生まれる過程で、遺伝子は23回コイントスを行い、それぞれの章について「表が出たら母親版、裏が出たら父親版」といった形で、どちらの写本が次世代に受け継がれるかをランダムに決めている、と捉えることもできます。

この「遺伝子のコイントス」によって、ある1人の親から生みだされる可能性のある組合せの数は、単純に計算しても2の23乗、800万通り以上になります。さらに、途中で遺伝子が「変化する」ことも考えると、親から子へと受け継がれる遺伝子の組合せは数限りなくある、ということもできます。

1人の子どもが生まれるとき、父親側（精子）、母親側（卵）で、それぞれ23回のコイントスが行われています。その結果、その子どもの遺伝子の組合せには、数限りない可能性がでてきます。全体的に見れば、子どもは父親の遺伝子の半分、母親の遺伝子の半分を持っていますので、どちらにも似ているところが出てきます。ただ、父親の遺伝子、母親の遺伝子のうち、どの組合せを受け継ぐのかを予測することは、極めて困難です。

子どもの遺伝子は、基本的には親から受け継ぐものです。ただ、それぞれの子どもが受け継ぐ遺伝子の「組合せ」は、奇跡に近いほどの偶然によって生みだされるものである、ということができるのです。同じ親から生まれた兄弟姉妹が、それぞれ独自の個性を持っているのも、当然のことです。発達障害もそういった「個性」の一つであり、遺伝子の偶然の組合せによる影響を強く受けます。

このように、「稀な変異」の場合を考えても、「よくある遺伝子多型」の場合を考えても、例えば「自閉症が家族に遺伝する」という単純化された理解は不可能であることがわかります。遺伝子の中には子どもの代で新たに生まれるもの（de novo 変異）もありますし、親から子へと遺伝子が引き継がれる場合にも、「遺伝子のコイントス」によって生みだされるものもあるからです。無限にも近い組合せがどのような子どもの個性を生みだすか、予測することはほぼ不可能です。

†自閉症と環境の関わり

自閉症を抱えるリスクと関係する遺伝子については、まだわからないことも多いのですが、研究の進展は目覚ましいものがあります。

それに比べると、自閉症を抱えるリスクに関係する環境の要因については、はっきりとわかっているものは多くありません。「冷蔵庫母親説」（親の育て方という要因）のように、一時期はもてはやされたものの、研究の結果影響を確認できず、消えていったものも数多くあります。

例えば、「三種混合ワクチンが自閉症を引き起こす」という主張が、主に英国を中心になされたこともあります。この報告は日本を含めた世界中で検討されましたが、三種混合ワクチンと自閉症の関係を示す結果は確認されていません。

さらに、もともとの主張をしていた研究者が、三種混合ワクチンに反対する団体から研究費を受け取っていたこともわかり、この主張を行った論文は学術誌から削除されました。また、この論争の困った副作用として、この主張がメディアに取り上げられていた時代に、不安に思って三種混合ワクチンを受けなかった世代が、現在のイギリスではしかの大流行を引き起こしています。はしかは大きな障害にもつながる危険な病気ですので、社会問題になっています。

似たような話として、「環境中の水銀が原因で自閉症になるため、水銀を体の外に出す治療（キレート療法）を行えば自閉症が治る」という主張がなされたこともあります。この結果もほとんど確認されておらず、信頼のおけるものではありません。

ただし、こういった研究のすべてがうさん臭いわけではありません。最もよく知られている環境要因として、サリドマイドやバルプロ酸塩などを妊娠初期に摂取すると、子どもが自閉症を抱えるリスクを高めることが知られています。なお、これらの物質は自閉症だけでなく、胎児の発達にさまざまな影響を与えることも知られています。他にも、胎児の発達に影響を与える環境要因については、しっかりとデータを取って、ひとつひとつ検証していく必要があります。

「自閉症の原因になる物質が見つかった！」という話題はメディアの注意を引きやすく、センセーショナルに報道されることも少なくありません。もちろん、中にはきちんとした研究もありますが、データのはっきりしない、うさん臭いものも数多くあります。不安に思われる方は、メディアの情報を鵜呑《うの》みにせず、かといって頭から否定せず、医師などの専門家に相談されることをお勧めします。

最後に、自閉症と(胎児期の)環境からの影響について考えるうえでとても重要なのは、「遺伝子と環境は相互作用する」というものです。それぞれの個人は「個性的な」遺伝子の組合せを持って生まれてくるため、みなひとりひとり環境への反応の仕方が違ってくるからです。つまり、同じ環境リスクにさらされたとしても、その環境が子どもの発達にどのような影響を与えるかは、遺伝子のレシピの違いによって少しずつ変わってくることになります。

†決定論の罠

「遺伝子は生物の設計図である」「人間は遺伝子には逆らえない」「遺伝子で決まっていることは変えられない」といった主張がなされることがあります。

遺伝子を「変えられない運命」に喩える「遺伝決定論」というこの主張は、遺伝子についての現実とは異なる、よくある誤解です。遺伝子は、体の中の環境、体の外の環境に応じて読み解かれ、発達を引き起こす手順が書かれた「レシピ」です。レシピのどの部分がどのようなタイミングで読み解かれるかは、少なからぬ場合、それぞれの個人の経験、環境にかかっています。遺伝子がどのように発達を導くかは、経験や学習によって大きく変わるのです。

その一方で、子どもはすべて同じであり、育て方ですべてが決まるので、遺伝子の違いは子どもの育ちにまったく意味を持たないという「環境決定論」も、根強く支持されていた時代もありました。

たしかに「生まれてきた子どもはみな同じ可能性を持っている」「努力すれば何でも実現できる」という考え方には夢があります。しかしながら、先ほどご紹介したふたご研究からもわかるように、遺伝子の違いは人間の「個性」に影響を与えます。同じような環境、同じような機会が与えられても、子どもが何に興味を持ち、何を得意とするのかは、それぞれ少しずつ違ってきます。環境決定論は、現実から目をそらした理想論である、ということもできるのかもしれません。

遺伝子と環境が相互作用する、ということを正しく理解するのは、私達の健康を維持するうえでもとても大切です。例えば、高血圧のリスクを高める遺伝子を持っている「高血圧になりやすい」方々は、「何をやっても高血圧になってしまう」とあきらめず、食生活や運動に心がけることによって、高血圧を起こさないように体のメンテナンスができるでしょう。一方、糖尿病を起こすリスクがとても低い遺伝子を持っている方でも、「自分は糖尿病には絶対にならないから大丈夫だ」と(誤解に基づいた)安心をしてしまい、暴飲暴食を繰り返せば、糖尿病になってしまうかもしれません。

自閉症などの発達障害についても、リスクを高める遺伝子やその組合せを見つけることは、支援を行ううえで将来とても重要な役割を果たすことになるはずです。例えば、それぞれの遺伝子が脳の発達にどのような役割を果たしているかを理解できれば、どこかのタイミングで、適切な介入を行うことにより、遺伝子の違いに基づいた「個性」が生活に支障を来す「障害」になることを防ぐことができるかもしれません。

今の遺伝子研究は、「自閉症遺伝子」を探す段階をすぎ、それぞれの遺伝子やその組合せが、脳機能の発達にどのような役割を果たし、それが「個性」や「障害」の現れ方とどのような関係にあるかについて調べる、よりきめの細かいものになっています。

†症候群としての自閉症

自閉症に影響を与える遺伝子は、本当に数多く存在します。しかし、自閉症になるかどうかを決める遺伝子はおそらく存在しません。

また、それぞれの遺伝子は単独で働くわけではなく、それぞれの方が持っている数多くの他の遺伝子と相互作用を起こすことにより、自閉症につながるのだと考えられています。

さらに、それらの遺伝子に基づいた「個性」が発達の過程でどのように現れてくるのかについては、どのような経験をするか、どのような学習をするかによって大きく変わってきます。100人の自閉症者がいれば、遺伝子と自閉症の関係には100通りの違いがあるといっても、あながち間違いではありません。遺伝子から見たら、自閉症はひとりひとり異なる、極めて多様な「症候群」なのです。

そうなると、次の疑問は、これだけ多様な遺伝子の「個性」を持った方々が、なぜ「自閉症」という診断につながるような、共通した「ハードル」を持つのだろう、ということになります。例えば、自閉症は、多様な遺伝子の違いが、脳の発達、行動の発達といったところで共通の結果を引き起こしている、と考えることもできます。次の章では、自閉症者の「ハードル」の背後にある、心の働きの「個性」に迫っていきたいと思います。

第4章

自閉症者の心の働きⅠ

――他者との関わり

†行動を引き起こす「心」の働き

遺伝子の視点から見ると、自閉症はとても多様な症候群です。自閉症を抱えた方が100人いたとしたら、それぞれの方が抱える「自閉症」と関係がある遺伝子の組合せには、二つとして同じものがないといってもまず間違いありません。

ところが、行動から見てみると、これだけ多様な方々が、同じ「自閉症」という障害を持っている、という診断を受けます。もちろん、自閉症の現れ方や、自閉症が日常生活に影響を与える大きさは、それぞれの個人によって変わってきます。「自閉症スペクトラム障害」という名前にも、それが表されています。ただし、「他者との関わりやコミュニケーションに困難さを抱える」「こだわりや常同行動を持つ」といった障害の現れ方、「ハードル」の形は、みなに共通しています。

自閉症を抱える方々の行動に現れる障害、ハードルがどのようにして引き起こされているのかについて理解し、有効な支援方法を開発するには、行動を引き起こす脳の働き、心の働きについて理解する必要があります。心の働きを研究する学問を「心理学」と呼んでいます。

さらに、心の働きを生みだしている脳の働きまで合わせて研究する「認知神経科学」という学問もあります。例えば、見たり聞いたりする心の働き（知覚）、見たり聞いたりしたものが何であるかを理解したり、覚えたり、注意を向けたりする心の働き（認知）、理解したことを元に、手足を動かしたり、ことばを発したりして外界に働きかける心の働き（運動）といった心の働きや、その基盤となる脳の働きを研究する学問です。

心理学や認知神経科学の方法を使うことで、自閉症を抱える方の行動の背景にある脳の働き、心の働きを知ろうとする研究は、盛んに行われています。私も、そういった研究を行っている科学者の1人です。

心理学などの研究分野では、発達障害を抱えた方々の発達の様子を「非定型発達」と呼んでいます。発達障害を持たない「その他大勢」の方々の発達の様子（「定型発達」と呼んでいます）とは異なっている、といったような意味です。

第1章でも述べたように、「障害」とは個人と社会との間にある現象です。そこで、「障害」そのものではなく、それと関連する個人の特徴について考えるとき、「定型発達」「非定型発達」ということばを使うことは適切であるように思います。「発達障害」と「非定型発達」の違いについては、第5章でもう少し詳しくお話しします。

本章では、心理学研究、認知神経科学研究のうち、他者との関わり、対人コミュニケーションの困難さの研究について、いくつか例を挙げながらご紹介していきます。我々の脳は、どのようにして他人を理解し、コミュニケーションを取っているのでしょうか。そして、自閉症を抱える方々では、この働きのどの部分に困難さを抱えているのでしょうか。

†自閉症者は心が読めない？

他人と関係を築き、コミュニケーションを取るためには、相手が何を考えているか、どのような気持ちでいるか、といった「相手の心の状態」を推《お》しはかる必要があります。例えば、会話をしている相手が「もっと話を聞きたい」と思っているのか、「今の話題に飽きている」のか、それとも「次の予定があるので、そろそろ話を切り上げようとしている」のかを読み取ることは、円滑なコミュニケーションには欠かせません。

自閉症者は、この「相手の心の状態を読み取る」ことが苦手なのではないか、と考えられています。「心の理論」と呼ばれるこの心の働きを調べる課題として、「誤信念《ごしんねん》課題」と呼ばれるものが使われています。

誤信念課題では、例えばある男の子がチョコレートを戸棚に入れて遊びにいった後、お母さんがチョコレートを戸棚から冷蔵庫に移してしまう、という場面を、調査対象の子どもに見せます。その後、男の子が帰ってきてチョコレートを探すとき、「どこに行くか?」という質問をすると、4歳以上の年齢の定型発達児は、ほとんどの場合「戸棚」と答えます。これは、男の子はチョコレートが動かされるのを実際には見ていないため、チョコレートがまだ戸棚にあると「思っている」という心の状態を理解しているからです。

一方、ことばの発達や知能の発達には困難がなく、質問者が何を言っているかを理解できる4歳前後の自閉症児は、この問いに対して「冷蔵庫」と答える傾向が強いことが知られています。これは、他人は「現実そのもの」ではなく、「その人が何を知っているか、どう思っているか」に基づいて行動するものである、ということを理解するのが難しいからなのではないか、と考えられています。

相手が何を知っているか、何を考えているかを考慮に入れることができないと、コミュニケーションを取ったり、関係を築いたりすることが難しくなります。例えば、相手が聞いているかいないかを考えず、一方的に話し続けたり、相手が知らないような話題を、背景について説明することなく突然話し始めたりすることがあるかもしれません。また、相手の意図を理解できないと、相手とやりとりをしたり、一緒に遊んだり、協力して作業し

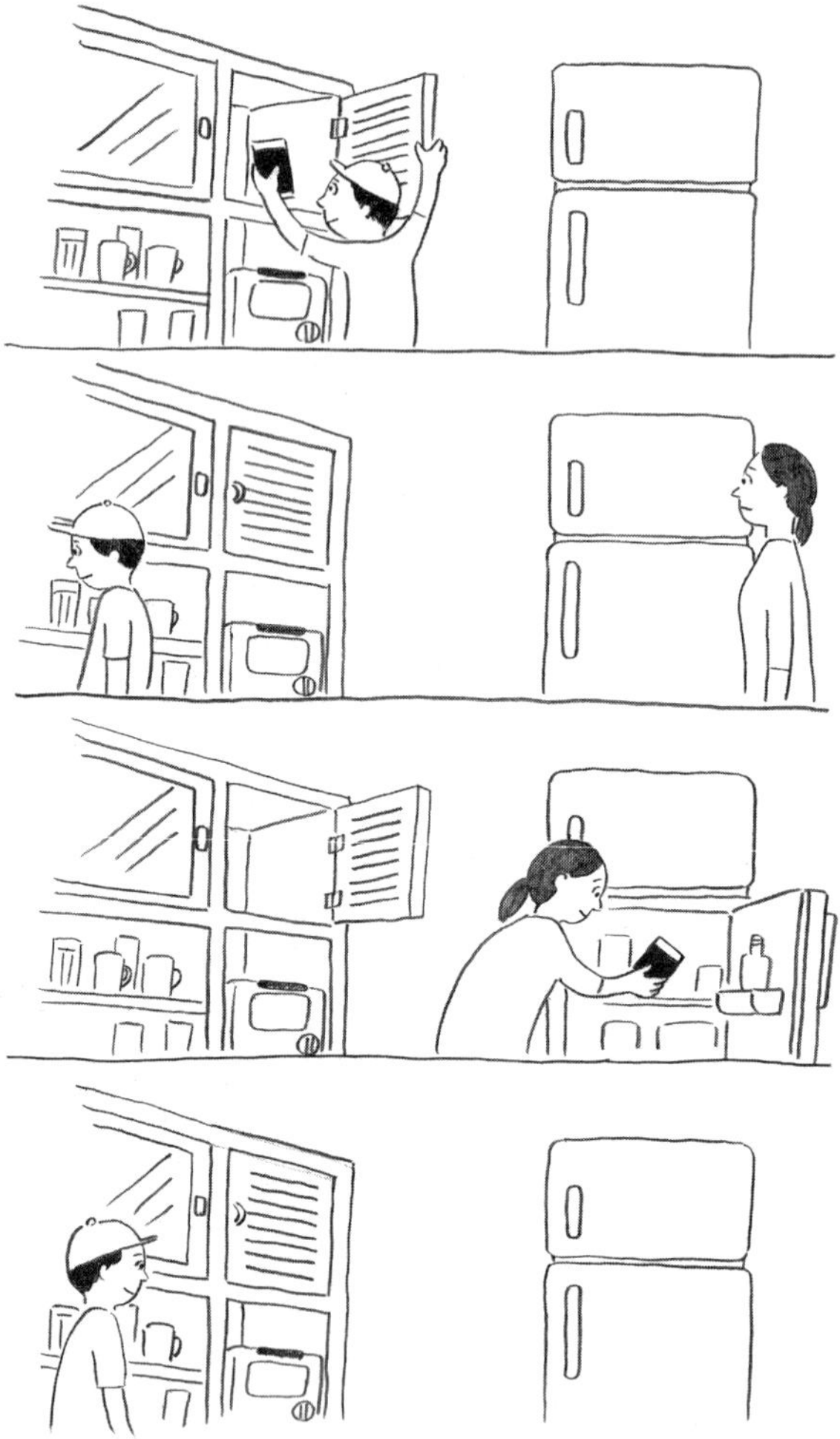

心が読めない？

男の子が戸棚にチョコレートを隠し、いなくなった間に、母親がチョコレートを戸棚から冷蔵庫に動かします。男の子はチョコレートが動かされたのを知らないため、まだ戸棚の中にあるという“誤った”信念（誤信念）を持ち、戸棚を探すと考えられます。

たり、友達関係を築いたりすることが難しくなるかもしれません。

ところで、自閉症者のすべてが、「心の理論」を使えない、と考えるのは間違いです。例えば、先ほど挙げた「誤信念課題」にしても、ことばや知能の発達に困難さを持たない自閉症児であれば、11～12歳頃までには課題に通過できる人たちが増えてきます。

しかしながら、「誤信念課題」を通過できるようになったからといって、急に対人コミュニケーションが楽になるわけではありません。他人は「自分が知っていることや思っていること」ではなく、「その人が知っていることや思っていること」に基づいて行動することを理解するだけでは、他者理解やコミュニケーションの「ハードル」を完全に乗り越えることは困難です。

私達の研究グループが数年前に行った研究では、「誤信念課題」を簡単に解くことができる自閉症を抱えた成人の方々が、どのように「心の理論」を使っているかを調べました。この課題では、先ほどの例のような「誤信念」場面をビデオ映像で見せ、参加者がその映像を見るときの視線の動きを「アイトラッカー」という特殊なカメラで測定しました。ただ、これまでの誤信念課題とは違って、課題の目的などは参加者に伝えられず、ただ「映像を注意してみていてください」という指示がされました。

その結果、定型発達成人は、自発的に相手の知っていることや意図していることを読み取り、行動を予測するような視線の動きが見られました。

一方、自閉症成人は、「相手の知識」ではなく、「現実の場面」に基づいて相手の行動を予測するような視線の動きを見せました。つまり、「相手は何を知っている？」という質問をされれば正しく答えられる自閉症者でも、何の質問もされず、ただ相手の動きを見ている場面では、相手の心の状態に自発的に注意を向け、それを使って相手の行動を予測する傾向が見られにくい、ということが示されたのです。

実際の日常場面では、「今、相手は何を考えているかな？」といった質問をして、注意を促してくれる人はいません。めまぐるしく繰り広げられる日常生活の中で、自分から相手に注意を向け、相手の考えや気持ちを適宜《てきじ》読み取っていく必要があります。定型発達成人に見られるような、何の指示も受けなくても、相手が何を考えているか、どんな気持ちなのかに〝つい〟注意が向いてしまう、という傾向は、他人と関わったりコミュニケーションを取ったりする場面で役に立つことでしょう。

自閉症を抱える方々には、質問されたり課題を解こうとしたりして、相手の考えや気持ちに注意が促された場合、相手の気持ちを推しはかることができる方が少なからずいます。

特に、ことばや知能の発達に困難さを持たない青年期、成人期の自閉症者は、ほとんどの方が「心の理論」を使うことができます。

ところが、こういった方々でも、日常場面で「自然に」相手の考えや気持ちに注意が向く、という傾向は弱いようなのです。そうなると、相手の考えや気持ちに注意を向けるには、意識的な努力が必要になります。めまぐるしく展開される日常場面や会話の最中に、相手の気持ちに「努力して」注意を保ち続けることは簡単ではありません。他のことに気が取られると、見落としも出てくるでしょう。

逆に言うと、自閉症を抱えていない「定型発達者」と呼ばれる方々は、これだけ面倒で複雑な「相手の心の状態」に関する計算を、意識したり努力したりすることなく、自然に素早く行っているようなのです。自閉症者における対人コミュニケーションの困難さには、心の理論が素早く自発的に動かないことも影響しているのかもしれません。

†自閉症者はまねをしない？

人のまねをするのは悪いことではありません。見たこともない道具の使い方を覚えたり、場にふさわしいふるまいや言葉遣いを身につけたりするためには、他の人がやっている行動をまね、そこから学ぶことが必要です。「人まね」は、自分たちが生きている社会や文化についての知識や技術を身につけるために、欠かすことのできない役割を果たしています。

自閉症児は人まねが苦手かもしれない、という研究が報告され、広く知られていたことがあります。例えば、自閉症を抱えた子どもの前で身振り手振りをやってみせて、「同じようにやってみて」というと、定型発達児に比べて、自閉症児は見せられた動きをまねする傾向が弱い、という報告があります。

もし「人まね」ができないのであれば、社会的な知識を身につけることがとても難しくなるはずです。このような研究から、自閉症は人まねに欠かすことができないと考えられている、自分の動きと他人の動きを重ね合わせる働きをする脳神経ネットワーク、「ミラーニューロン」の障害なのではないか、という議論がされたこともあります。

ところが、よくよく調べてみると、自閉症児は「人まねができない」わけではないようなのです。例えば、よく知られた例として、少なからぬ自閉症児が、発達のどこかの段階で、聞いたことばをそのまま繰り返す「オウム返し（反響言語）」と呼ばれる行動を見せることが知られています。オウム返しをするためには、相手のことばと自分のことばを重ね合わせる能力が必要です。

さらに、もう少し年上の自閉症者を見ても、「目的のはっきりした」動きをまねすることは、さして難しくないことも報告されています。道具を使う、スイッチを押すなど、何が目的かはっきりした動きをまねすることには、特に困難さはないようなのです。

その一方で、自閉症者は、「まねをして」と指示されないとき、自発的に人まねをする傾向が弱いということも知られています。例えば、定型発達者は、他人の顔を見ているとき、無意識のうちに相手の表情をまねする傾向があることが知られています。実際に顔を動かしていなくても、顔の筋肉の動きを計測すると、相手が笑っているのを見たときは頬《ほほ》の筋肉が、相手が怒っているのを見たときには眉間《みけん》の筋肉が、それぞれ微妙に動いているという報告もあります。一方、自閉症者では、このような「自発的な表情のまね」をする傾向が弱いことが知られています。

また、私達の研究では、自閉症児は定型発達児と比べて、相手の「あくびがうつる」傾向が弱いことも見て取れました。つまり、定型発達児は相手があくびをしているのを見ている時には、思わず自分もあくびをしてしまいがちなのに対し、自閉症児にはそのような傾向が見られませんでした。

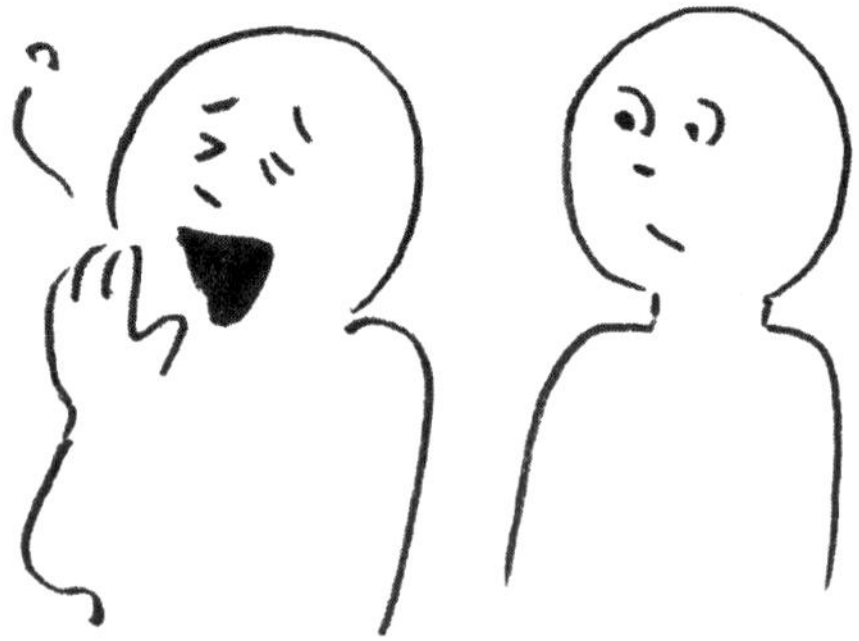

まねをしない？

自閉症者は、人まねができないわけではありません。ただ、何も言われなくても、「思わず人まねをしてしまう」傾向が、定型発達者よりも弱いのではないか、と考えられています。

なぜ、自閉症を抱えた方々は自発的に相手のまねをする傾向が弱いのでしょうか。一つ考えられる理由として、自閉症を抱えた方々は「自分から相手に注意を向ける傾向が弱い」という可能性があります。例えば、私達の研究では、あくびの映像を見せる前に、「画面に映った人物のうち、眼鏡をかけている人は何人でてきたか数えてください」という質問をしておきました。この課題を達成するためには、映像に出てくる人の顔に注意を向ける必要があります。

このように、課題を使ってあくびをしている人の顔に対する注意を促した場面では、自閉症児も、定型発達児と同じように、「あくびがうつる」ようになることが確認できました。同じように、課題を使って相手の顔に対する注意を促すことによって、自閉症者が自発的に相手の表情をまねするようになる、という研究も報告されています。

おそらく、自閉症を抱えた方が人まねをする傾向が弱い理由の一つとして、「相手の動きに思わず注意が引きつけられる」傾向が弱い、ということが挙げられるのではないか、と考えられます。逆に言うと、定型発達者は、何も言われなくても、相手の動きに常に注意が向いている、ということです。このような自発的な注意の違いから、相手の動きをまねしたり、相手から学んだりする傾向の違いが生まれてくる可能性があります。

また、第1章、第2章でご紹介したように、自閉症を抱えた方の多くは、自閉症以外の「発達障害」も併せ持っていることが知られています。例えば、「不器用さ」（発達性協調運動障害）を併せ持つ方々は、細かい動きのまねをすることが難しいかもしれません。それは、まねをすることそのものの難しさではなく、細かい動きをすることそのものが難しい、という可能性もあります。同じように、知的発達やことばの発達の困難さも併せ持つ場合、相手からの説明や課題を理解することの難しさから、「まねをする」行動を見せにくくなる、という可能性もあります。

さらに、自閉症を抱えた方は、「まねをして」といわれたとき、相手の動きのどれをまねしたらよいかが直感的にはわかりにくい可能性もあります。特に、ジェスチャーや無意味な手の動きなど、目的のはっきりしない動きを見たとき、その行動のどの部分をまねしたらよいのか、ということがピンとこないのかもしれません。

一方、定型発達者は、何も言われなくても、お互いに何をまねすべきかを直感的に理解している、ということになります。定型発達者がどのような心の働きを使って「まね」をしているのかについては、まだまだわからないことも多くあります。さらなる研究が行われ、定型発達者が「まね」をしているときの心の働き、脳の働きについて詳しくわかってきたならば、その働きのどこで自閉症者との違いが出てくるのか、よりはっきりと調べることができるはずです。

†自閉症者とは目が合わない？

自閉症児とは目が合いにくい、といわれています。「通り抜けるような視線」が返ってくる、という感想を述べる方もいます。視線の合いにくさやアイコンタクトの取りにくさは、自閉症の診断にも使われる行動の特徴です。

この行動について、「自閉症児は他人を怖がって、視線を避けている」という主張がなされたこともあります。このような「視線を怖がって避ける」傾向は、例えば不安障害などを持つ方に見られることがあります。もちろん、自閉症を抱える方の中にも不安障害を併せ持つ方は少なからずいますので、そういった方々の中に、視線を怖がったり嫌がったりする方がいらっしゃることもあります。

また、脆弱X症候群は自閉症を併せ持つことの多い障害ですが、脆弱X症候群を抱えた子どもたちには、他人の視線を積極的に避ける傾向が見られた、という報告もあります。たしかに、自閉症を抱える方の中には、他人の視線を積極的に避ける方もいるようです。ただし、「自閉症であれば必ず視線を怖がる」とはいえません。自閉症児のうち、特に小さな子どもの場合、自分から積極的に視線を避ける方は少数派です。相手の視線をまったく気にしなかったり、逆に自分から相手の顔に近づき、のぞき込む行動を見せたりする場合もあります。

では、なぜ自閉症を抱えた方は、定型発達者とは異なる目の合わせ方、視線の使い方をするのでしょうか。

先ほどご紹介した「アイトラッカー」を使って、自閉症を抱えた方々が他人の顔を見ているときの視線の動きを記録すると、多くの場合、自閉症者は定型発達者と同じくらい、相手の目に視線を向けていることがわかります。つまり、自閉症者は常に相手の目を避けているわけではないようです。

ところが、もう少しごちゃごちゃした場面、例えば相手が喋《しゃべ》っている（口が動いている）、相手が身振り手振りをしている（手が動いている）場面を見たとき、自閉症者は定型発達者と比べて、口や手に視線が行きやすいことも報告されています。定型発達者は、相手の目に注意が捉えられ、他の動きに注意がそらされにくいのに対し、自閉症者では相手の目に対し「注意が捉えられず、すぐにそらされてしまう」傾向が強いことも、いくつかの研究から報告されています。

また、自閉症を抱えた方は、定型発達者と比べて、「相手が自分を見ていること」に気づく傾向が弱い可能性についても、いくつかの研究から報告されています。例えば、人混みの中に自分を見ている人がいたとき、定型発達者は「何となく」その視線に気づきます。何となく見られているようで気になって顔を上げたら、待ち合わせをしていた友人が目の前にいた、という経験をしたことがある方もいらっしゃるのではないでしょうか。このような、相手の視線に気づく心の働きは「群衆の中の見つめる視線効果」と呼ばれており、画像やビデオ映像を使った調査でも確認することができます。

私達の研究グループでは、自閉症児がこの「群衆の中の見つめる視線効果」を見せるのかどうかについて研究を行いました。その結果、自閉症児、定型発達児の両方とも、「自分の方を向いていない」視線を見つける速さには違いが見られないことがわかりました。一方、定型発達児では、「自分に向けられた視線」を見つけるのは「自分の方を向いていない視線」を見つけるのよりも速いこと（群衆の中の見つめる視線効果）が確認されました。しかし、自閉症児は「自分に向けられた視線」であろうが「自分の方を向いていない視線」であろうが、見つける速さに違いは見られませんでした。つまり、定型発達児は「自分に向けられた視線」に注意が引きつけられることによって反応が速くなったのに対し、自閉症児はそのような注意の動きを見せなかった、と考えられます。

つまり、自閉症を抱えた方は、視線を積極的に避けていなくても、他人の視線に「気づかない」場合が数多くある、と考えることができます。例えば、他に動くものや目立つものがあると、そちらに気を取られて、相手の視線に注意が向かなくなる、という可能性があります。また、相手が自分を見ていても、それに「何となく気づく」という傾向が弱い可能性も考えられます。こういったことが重なることにより、相手と目が合う機会が少なくなり、（定型発達者の）相手に「目が合いにくい」「自分の視線が避けられているようなな

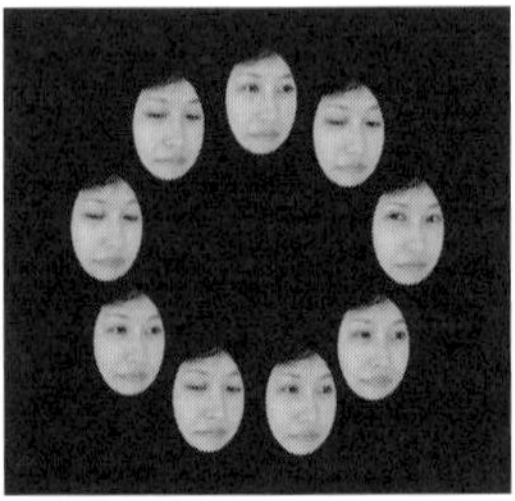

(a)

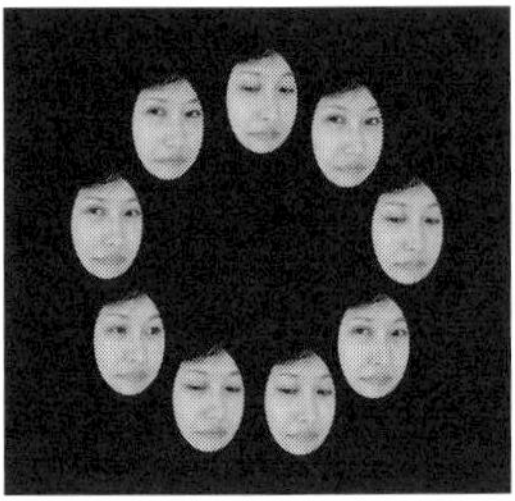

(b)

目が合わない？

(a) 自分を見ている視線（右）、(b) 右向きの視線（左下）を探す課題。定型発達者は (a) のほうが (b) よりも簡単なのに対し、自閉症者では両者に違いが見られませんでした。
Senju et al. (2005) より許可を得て転載。

気がする」という印象を与えるのかもしれません。

ここで大事なのは、自閉症を持たない「その他大勢」の人たち（定型発達者）は、意識しなくても自然に相手の視線に注意を向ける傾向、相手が自分を見ていることに「何となく気づく」傾向を持っている、ということです。

こういった、日常の視線行動の背景にある脳の働きについては、まだはっきりとわかってはいません。私達の研究グループも、この問題を解くためにいくつか研究を進めています。当たり前のことのように思える「目が合うこと」「相手の視線に気づくこと」の背景にある脳の働きを解明することにより、自閉症を抱える方々とどこが違っているのか、その結果コミュニケーションのどこにずれが出てくるのかについても理解を深めることができるのではないか、と期待しています。

†他人の心に〝気づく〟心の働き

ここまで、他人と関わり、コミュニケーションをとる背景にある心の働き、また自閉症を抱える方々における心の働き方の違いについて、いくつか例を挙げながらご紹介してきました。

これらの研究から見えてくるのは、自閉症を抱えた方は、相手の考えていることを推しはかったり、相手の動きをまねしたり、相手の目を見たりすることがまったくできないわけではない、ということです。多くの場合、条件を整えると、自閉症を抱えた方でも、定型発達者と同じような心の働きをみせるのです。ただ、こういった理解が「できる」ことと、その理解に基づいた行動を「自発的に行う」こととの間に違いが生まれることが、自閉症者を対象とした研究からは繰り返し報告されています。

このことは、自閉症を抱えた方の困難さだけでなく、自閉症を持たない定型発達者の不思議さも強く示しているように、私には思われます。定型発達者は、特に必要がなくても、なぜか相手の考えや気持ちから注意が離れません。よくわからない動作を目の前で見せられて、「同じようにやってみて」といわれても、相手が何をまねして欲しいのか、何となく理解することができます。

相手の顔や目に注意が向いているときは、まわりで起こっているものの動きはあまり気になりません。まわりの誰かが自分に目を向けていると、なぜか気づいて視線を向けます。「なぜそうするのか」「どうやっているのか」と質問されても、答えることはできません。何となくそうしてしまうのです。

こういった「なぜか相手のやっていることに注意が向く」「なぜか相手の考えていることが気になる」という心の働きは、よく考えると奇妙なものです。例えば、目の前の問題に集中しようとしても、目の前にいる試験官や、前の席で試験を受けている友人に注意を取られてしまうと、気が散って問題に集中できません。それにもかかわらず、「定型発達」の範囲に入る人たちのほとんどは、なぜか相手に注意を向け、相手の気持ちや考えに思いを巡らせてしまいます。

まわりの「その他大勢」が、なぜか共通のやり方でコミュニケーションを図っている社会。その社会の中で生きていくうえで、「なぜか気づく」心の働きを共有していないことは、社会への参加を阻む「ハードル」になるでしょう。

さらに、小さな子どもの頃から、相手からの働きかけや相手の意図に気づくことが難しかったとしたら、大人から教えてもらったり、周囲の人から知識を学んだりする機会が得られなくなってしまう可能性もあります。また、同年代の友達を作ることが難しくなると、友達関係から学ぶ機会も少なくなってしまいます。

社会で生きていくために必要な知識の多くは、親や他の大人から学ぶものです。自閉症を構成する「他者との関わりやコミュニケーションの困難さ」が、こういった「他者からの学び」の障害につながるのであれば、本人の学ぶ力をできる範囲で訓練する、教え方を工夫するなどして、自閉症が社会参加のハードルとならないよう、適切な支援を行う必要があります。

この障害が、どのような脳の働き方の違いから生まれてくるのかを理解するためには、定型発達者がどのように「他人の心に気づく脳の働き」あるいは「自発的な社会的認知」を発達させているのかを理解する必要があります。また、自閉症を抱える方々の発達のどこが、定型発達と異なってくるのかを理解する必要もあります。

この二つがわかれば、どのような学習、どのような経験が「自発的な社会的認知」の発達に影響を与え、また、社会参加を阻む障害になることを防ぐ方法が開発できるかもしれません。回りくどい、時間のかかる基礎研究ですが、自閉症を抱える方々についてより深く理解し、彼ら・彼女らの「障害」を減らすことができる支援を行うためには、必要なステップだと考えています。

もう一つ、自閉症を抱えていない「その他大勢」の方々にとって、自分たちが無意識のうちに行っている「自然な」コミュニケーションが、実は自分たちも理解していない、複雑で素早い脳の働きに支えられていることを知ることは、悪いことではないと思います。

例えば、相手と目が合わなかったとき、「相手が自分を無視している」「失礼な奴だ」と思う前に、「もしかしたら相手は自分に気づきにくいのかもしれない」と考えてみてはどうでしょうか。もう少し相手にもわかりやすい、はっきりとした働きかけを行ってみてもよいかもしれません。もちろん、その結果「相手が自分を無視している嫌な奴だ」ということを再確認するかもしれませんが、相手が自分に気づき、楽しい会話をはじめることができるかもしれません。

本章では、自閉症を抱える方に共通した行動のうち、「他者との関わりやコミュニケーションに困難さを抱える」ことの背景にあるかもしれない心の働きについて、心理学や認知神経科学の研究をいくつか紹介してきました。

次の章では、もう一つの特徴、「こだわりや常同行動」と関係があるかもしれない、と考えられている心の働きや、「障害」ではなく「才能」と呼んでもよいような心の働きについて、同じく基礎研究の結果を紹介していきます。

第5章

自閉症者の心の働きⅡ

――こだわりと才能

†「発達障害」と「非定型発達」

第4章でも少しだけご紹介しましたが、心理学などの研究分野では、発達障害を抱えた方々の発達の様子を「非定型発達」と呼んでいます。「障害」とは個人と社会との間にある現象ですので、個人の特徴そのものを理解することばとしては必ずしもふさわしくありません。障害となっている部分に限らず、自閉症を抱える方々の心の発達、脳の発達を全体として記述する場合には、「非定型発達」ということばを使うことが適切であるように思います。

さらに、発達障害を持たない「その他大勢」の方々の発達の様子をどのように表現するかも、とても重要になります。かつては、「健常《けんじょう》者」「健常児」ということばが一般的に使われていました。

ところが、このことばは、発達障害を持っていない「その他大勢」の発達が健康なものであり、それ以外の方々、つまり発達障害を抱えている方々の発達は「健康でない」「異常である」といったふうにとられてしまう可能性があります。このような誤解を避け、発達障害の診断を受けない方々が「正常」なのではなく、ただの「多数派」にすぎないことをより明確にするため、現在では「定型発達」ということばを使うことが主流になっています。「定型」とは英語の typical の訳であり、「よくある発達」といった意味になります。

発達における個人差、「個性」は、世界に二つとない、かけがえのない素晴らしいものだといえます。その「個性」のうち、日常生活や学業、就労などへの参加を妨げる「ハードル」となるものが出てきたとき、そのハードルの性質を特定し、それを乗り越えたり、よけたりする支援を行うため、医師などの専門家が使うのが「発達障害」の診断です。ハードルを持たない「その他大勢」の発達は、それ自体では正しいものでも健康なものでもない、「よくある発達」「多数派の発達」にすぎません。もちろん、これらの「定型発達」にくくられる方々も、みなひとりひとり違う、二つとない個性を持っています。

この「発達障害」と「非定型発達」の違いを確認しておくことは、特に本章でご紹介する自閉症者の心の働きについて考えるうえで重要なことです。自閉症を抱える方の心の働きの特徴には、「障害」となるものだけではなく、定型発達者よりもより優れているように見える心の働き、「才能」と呼んでもよいものも数多くあるからです。

本章では、自閉症者のこだわりや常同行動と関係がある、と考えられている心の働きを、いくつか紹介します。米国精神医学会の新しい診断基準（DSM‐5）にも書かれているように、これらの心の働きは「障害」となるだけではなく、時には勉強や訓練を行う「動機付け」になったり、その結果進学や就労につながる道を切り開くきっかけになったりすることもあります。

†くっつく注意

自閉症を抱える方々の心の働きの研究から知られていることの一つに、彼ら・彼女らは「注意の解き放ち」が難しい、というものがあります。

あるもの、ある場所に注意を向けているとき、その場所から注意を引きはがし、他の場所に注意を向け直すことが苦手なようなのです。よい言い方をすれば「集中力がある」、そうでない言い方をすれば「注意の切り替えが苦手」ということになります。

例えば、以下のような課題場面を考えてみましょう。コンピュータ画面の中央に、印が映し出されています。あなたは、印をしっかり見て、注意を離さないようにしてください、という指示を受けています。さらに、あなたはもう一つの指示も受けています。画面の右側か左側に印が出てきたら、印からできるだけ速く注意を離し、印に目を向けるというものです。印は、画面に出っぱなしのこともありますし、印が出る少し前

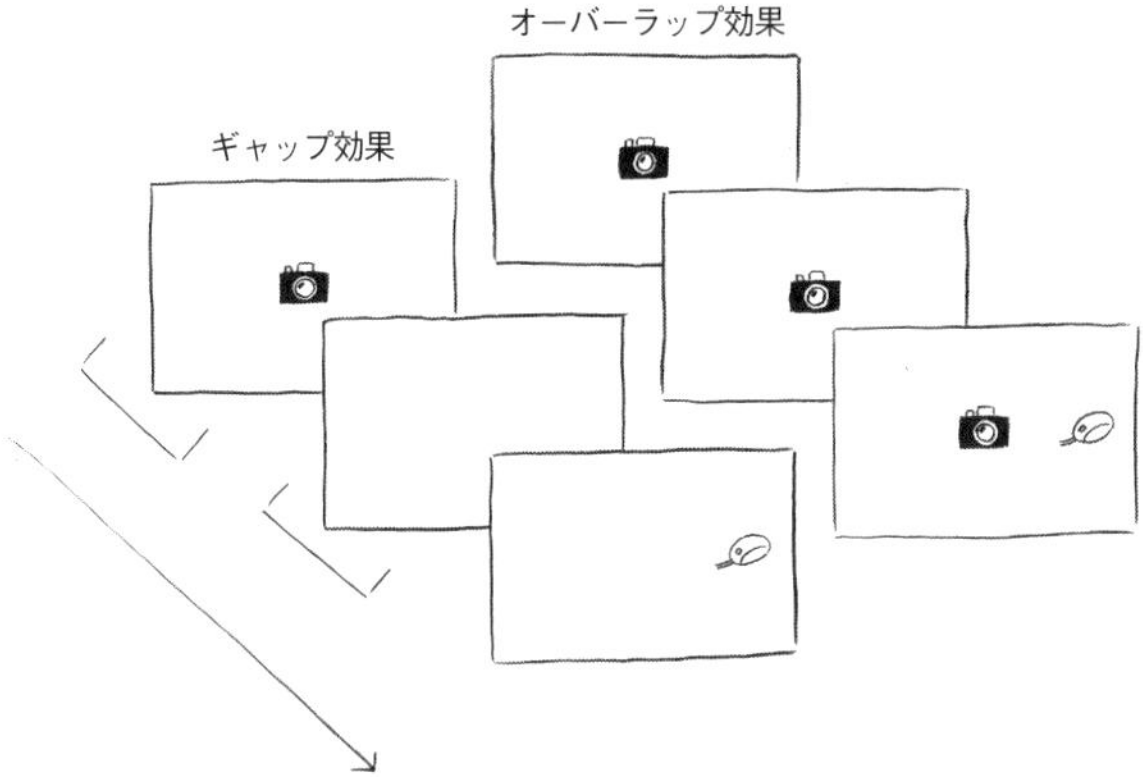

ギャップ効果の実験

左の条件では、印が画面に出る前に印が消えているので、印に視線を向けるのは簡単です。一方、右の条件では、印に視線を向けるには、印から意識的に注意を引きはがす必要があるため、少し反応が遅くなります。この２つの条件での時間差（ギャップ効果）は、「くっつく注意を引きはがす」時間に関係している、と考えられます。

に消えることもあります。

このとき、あなたが印に目を向ける速さは、印が消えたときには少し速くなり、印が出っぱなしの時には少し遅くなります。これは、印が出っぱなしの時には、印に目を向ける前に、一度印から注意を引きはがす必要があるからです。印が事前に消えていれば、この注意を引きはがす手間が省けます。

このような場面で、印が出っぱなしの時と、印が消えたときの二つの条件での、印に視線を向ける速さの「差」を計算すると、あなたが印から注意を引きはがすのにどれだけ時間がかかったか、ということを知ることができます。この時間差のことを、研究者は「ギャップ効果」と呼んでいます。

自閉症児は、定型発達児と比べて、この「ギャップ効果」が大きい（つまり、印から注意を引きはがすのに時間がかかる）、という研究がいくつか報告されています。特に、幼児期の自閉症児に、この傾向が強く見られるようです。

このことから、自閉症児は、ある場所に注意を向けたとき、そこから意識的に注意を引きはがし、他の場所に注意を動かすのに時間がかかるのではないか、と考えられています。自閉症児の注意は、定型発達児の注意よりも、ある場所に「くっつきやすくはがれにくい」のではないか、と考えている研究者もいます。

ただし、自閉症児は、何にでも注意をくっつけるわけではないようです。例えば、最初に注意を向ける対象が印ではなく、人の顔だったらどうでしょう。この場合、「ギャップ効果」は、定型発達児の方が、自閉症児よりも大きい（つまり、定型発達児の方が、人の顔から注意を引きはがすのにより時間がかかる）ことが報告されています。定型発達児の注意は、自閉症児の注意より、人の顔に「くっつきやすくはがれにくい」のではないか、と考えることもできます。

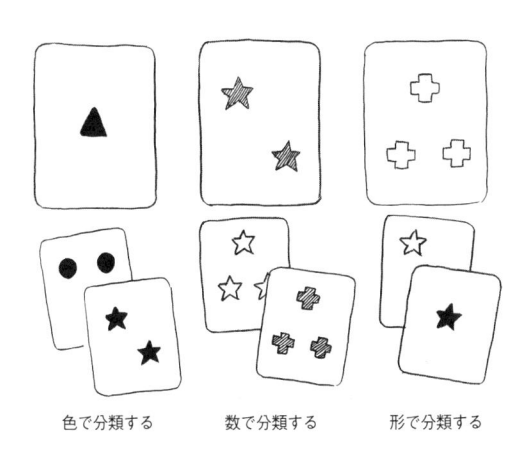

色で分類する　数で分類する　形で分類する

カード分類テスト

ウィスコンシンカード分類テストの一例。カードを色で分類するのか、数で分類するのか、形で分類するのかという「ルール」を見つける能力、また「ルール」が変わったことに気づいて行動を変える能力を調べる課題です。

さて、話を戻します。自閉症児の「集中力の強さ」あるいは「注意の切り替えの難しさ」は、以下のような課題場面でも見ることができます。

この課題では、カードを別々の山に分けていく必要があります。それぞれの山には、「三つの赤い三角形」「五つの青い丸」「二つの黄色い四角形」など、数、色、形のことなる「例」がおいてあります。色、形、数のどれを使って、手元のカードをそれぞれの山に分類すればよいのか、教えてもらうことはできません。とりあえず手元のカードをある山においてみたとき、それが「あっているか」「間違っているか」

だけ、検査者から教えてもらうことができるだけです。あなたは、検査者の反応を見ながら、どのルールに従ってカードを分ければよいのか、ということを学習していきます。

ところが、あなたがルールを見つけ、うまくカードを分けることができるようになったころ、困ったことが起こります。今まで通りのルールに従ってカードを分けているのに、検査者から、それぞれのカードの場所が「間違っている」といわれるようになったのです。しばらくこれを続けていると、あなたは「どうも自分に知らされないまま、ルールが変わったらしい」ということに気づきます。気づいたあなたは、もう一度試行錯誤を繰り返し、新しいルールを見つけ直します。

最初に開発した研究者たちが所属していた大学名にちなんで「ウィスコンシンカード分類テスト」と呼ばれているこの課題では、一度身につけた行動パターンがうまく行かなくなったことにどれだけ早く気づくことができるか、どれだけすぐに注意を切り替え、新しい行動パターンを身につけることができるかを調べることができます。

自閉症を抱えた方々は、この課題で、新しいルールに変わったことに気づき、カードの分け方を変えるのに時間がかかることが報告されています。つまり、ルールが変わってからも、最初に覚えたルールに「こだわりつづけて」しまうわけです。この課題の他の側面、例えばどれだけ早く最初のルールを覚えることができるか、一度覚えたルールをどれだけ正確に守ることができるかについては、自閉症者と定型発達者の間に大きな違いは見られません。

ある物事に集中したり、ルールを守ったりすることは、場面によってはとても役に立つものです。ただし、日常場面では、急に状況が変わることはよくあります。例えば、いつも通学に使っている道で事故があり、通行止めになったとしたら、別の道を通って通学しなければなりません。このような場面で、自閉症者は、パニックになったり、どうしても同じ道を使って通学しようとしてしまう傾向があることが知られています。こうなると、環境の変化に合わせて、「通学する」という目的を果たすことが難しくなってしまいます。このような困難さの背景の一つとして、「くっつきやすくはがれにくい」注意の働きがあるのではないか、と考えられています。

もう一つ強調しておきたい点として、自閉症者の「くっつきやすくはがれにくい」注意は何に対しても起こるものではなく、「何に」注意を向けているかによって変わる、という可能性も示されています。

例えば、一つめにご紹介した「ギャップ効果」の大きさについても、もともと何に注意を向けていたかによって変わる、という研究があります。それぞれの子どもが好きなもの（電車や車、アニメのキャラクターなど）に注意を向けていたとき、そこから注意を引きはがすことは、定型発達児にとっても簡単ではありませんが、自閉症児にとっては特に難しい課題であるようです。

一方、先ほど少しだけご紹介したように、人の顔に注意を向けていたときには、自閉症児の注意はそんなに「くっつかない」ようにも見えます。今後、自閉症を抱える方の注意の特徴と、何をどのように見るか、という知覚、認知の働きがどのように関係しているのかを見ていくことにより、どのようにしてこの「くっつきやすくはがれにくい」注意をコントロールし、日常生活の妨げとなる「障害」につながらないようにしていくのかについて、より理解が深まっていくことが期待されます。

†森の中から木を見抜く

「木を見て森を見ず」ということばがあります。細かいところに気を取られて、全体像が見えていない、といったような意味です。

このことばは、「視野が狭い」といったように、あまりよい意味では使われていないように感じますが、私はいつも疑問に思います。細かいところに気がつくことは、そんなによくないことでしょうか？

例えば、コンピュータのプログラムを書くときには、1文字の入力ミス、一つの余分なスペースが命取りになります。こういった場面では、全体の複雑さや構造に惑《まど》わされず、それぞれの行、それぞれの文字の正確さを確認できる能力は、仕事の成否を分けるものです。「森の中から木を見抜く」ことができる人を求める職場は、決して少なくないはずです。

自閉症を抱えた方々は、この「森の中から木を見抜く」能力、全体にとらわれず、細部を把握する能力に長けているようなのです。例えば、次のような場面を考えてみましょう。おもちゃ箱のなかには、赤や黄色、緑といったさまざまな色の四角い積木が入っています。その箱の中に一つだけ丸いボールが混じっていたとしたら、それを見つけるのは簡単です。丸いボールは、周りにある四角い積木と形が違うからです。

一方、いろいろな色の四角い積木・丸いボールがいっぱい入っているおもちゃ箱の中から、「赤いボール」が入っているかどうかを見つけるのは、そんなに簡単ではありません。赤くないボールもいっぱい入っているし、赤い積木もいっぱい入っているので、形や色と

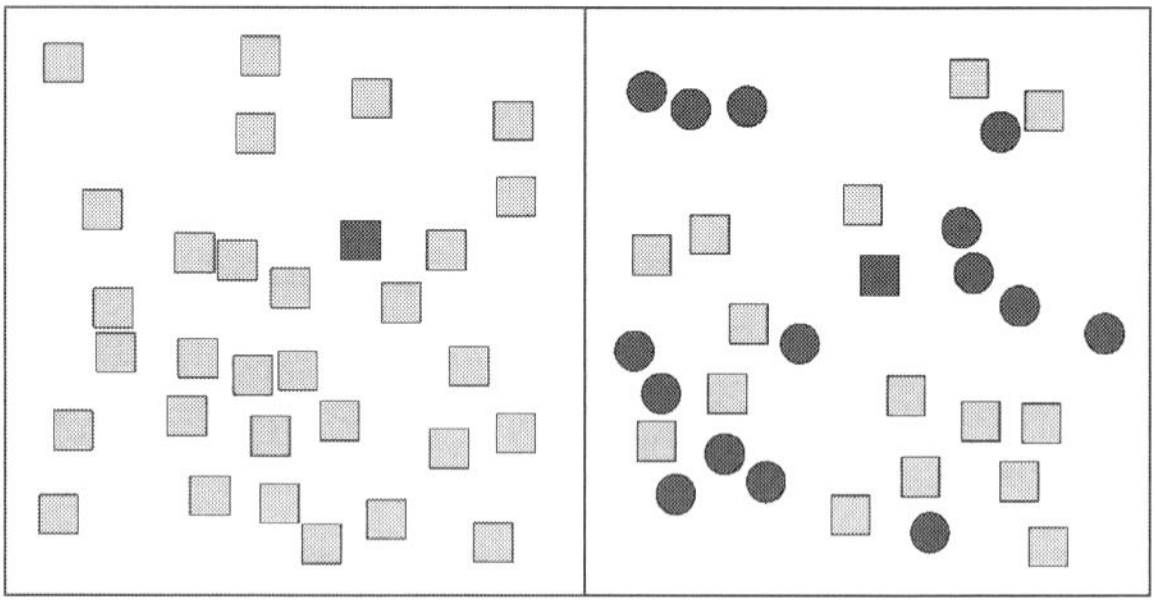

要素探索・組合せ探索の例

左：要素探索の例、右：組合せ探索の例。いずれも、「黒い四角を探す」課題です。

いった一つの特徴に頼ったもの探しをすることはできません。形と色の組合せを使ってもの探しをする必要がでてきます。心理学では、前者のように、形や色などの一つの要素を使って探し物をする心の働きを「要素探索」、それらの要素の組合せを使って行う探し物を「組合せ探索」と呼んでいます。

要素探索を行う速さは、自閉症者でも、定型発達者でも、大して変わりません。ところが、「組合せ探索」を行う速さを見ると、自閉症者の方が定型発達者よりもかなり速いのです。周りにあるものと探しているものの形や色が同じかどうか、という全体像に惑わされず、探しているものに注意を素早く向けることができる、ということのようです。

もう一つ例を挙げます。図の右側には、年代物のベビーカーのイラストが描かれています。その左に

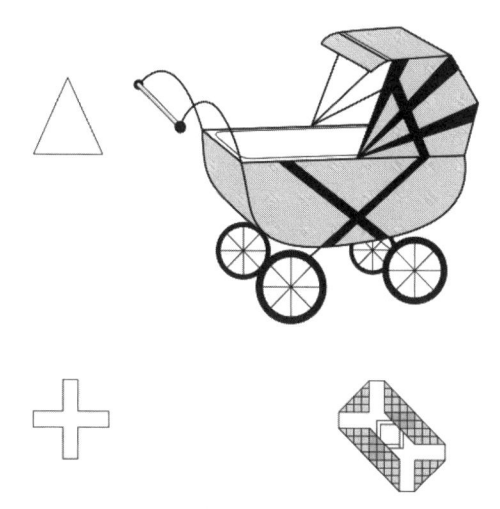

ベビーカーの例

埋め込み図形検査の課題の例。左側の図形を、右側のイラストの中から見つける課題です。

は、三角形が見えます。さて、このベビーカーのイラストの中には、実はこの三角形とまったく同じ形、同じ大きさの三角形が隠れています。どこにあるかわかりますか？

この課題は、「埋め込み図形検査」とよばれているものの1例です。この課題を解くには、「ベビーカー」という全体像にとらわれず、ひとつひとつの線の長さや角度、それぞれの部分の形などに注意を向けなければなりません。自閉症者は、定型発達者よりも、この「埋め込み図形検査」が得意なことが知られています。イラストの全体像にとらわれることなく、細部を把握する能力の高さが示されている1例です。

自閉症者が、なぜ「森の中から木を見抜く」能力に優れているのかについては、研究者によって意見が分かれています。例えば、ある研究グループは、脳の発達の違いにより、細かい部分の情報を把握する脳の働き（「局所《きょくしょ》処理」と呼ばれています）がより強くなっているのではないか、と考えています。

また、自閉症者は、物事の全体像や関係性を把握する脳の働き（「中枢《ちゅうすう》性統合」と呼ばれています）が苦手であるため、結果的に全体像に影響されることなく、細かいところを見ることができる、と考えている研究者もいます。

他にも、自閉症者は細かい処理が得意なわけでも、全体的な処理が苦手なわけでもなく、単に細かい部分に注意を向けるのが「好き」なため、結果的に細かい部分を把握する傾向が強いのではないか、と考えている研究者もいます。自閉症を抱えた方々が物事を部分的に把握しているとき、全体を把握しているときの脳の働き方を調べる研究も増えてきていますので、今後さらに理解が深まることが期待されます。

ところで、先ほどの「三角形探し」問題の答えですが、イラストの右上にある、ベビーカーの「日よけ」に当たる部分の手前側、左下の部分に三角形が隠れています。

†好きこそものの上手なれ

自閉症を抱えた方に見られる常同行動やこだわりは、日常生活を送る妨げになる「障害」になります。

まわりのものの配置やスケジュールが変化するとパニックになったり、新しい環境に適応できなかったり、こだわりに没頭してしまって、それ以外のことを学習したり経験したりする機会を逃してしまうことも多くあります。

こういった、学業や就労、日常生活の妨げとなる「障害」、ハードルに対しては、適切な訓練や支援を行っていく必要があります。ただ、強いこだわりや関心を持つテーマは「障害」として生活を妨げるだけでなく、自閉症を抱えた方々が自分の可能性を実現するための手がかりやきっかけになることもあります。

強いこだわりや興味・関心を持つことは、そのテーマについての「専門家」になるきっかけになったり、本人のやる気を高める「ご褒美《ほうび》」になったりすることもあります。

例えば、私達の調査に参加してくださった子どもたちの中に「換気扇の回る羽根を見ること」がとても好きな子どもがいらっしゃいました。研究室に入ってくるなり、そこで普段仕事をしている私達も気づいていなかった、天井に取り付けられた換気扇の存在にすぐに気づき、「あそこに換気扇がある」と教えてくれたその子どもの注意力や観察力には、舌を巻いた記憶があります。

また、「課題が一つ終わったら、換気扇の羽根が回るのを見にいってもいい」という約束をすることにより、その子どもは「ご褒美」を楽しみに、課題に一生懸命取り組んでくれました。頑張ったご褒美に趣味の時間がもらえることは、自閉症を抱えた方だけでなく、誰にでも役に立つ、「やる気を保つ」方法の一つです。

他に知られている例として、「カレンダー記憶」という優れた能力を持っている方もいます。例えば、「1970年の3月3日は何曜日?」という質問をすると、即座に答えることができる、という能力です。自閉症を抱えた方のうち、この「カレンダー記憶」を持っている方について詳しく調べると、細部への注意など自閉症と関連した心の働きだけでなく、カレンダーの数字の並びや規則性に対する強い興味を持ち、眺めたり、考えたり、調べたりすることを繰り返すうち、驚くほどの「カレンダー専門家」になっている、というケースがよくあるようです。

さらに、自閉症と関連した「集中力」や「細かい部分への注意」と、「こだわり」や

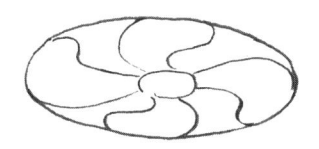

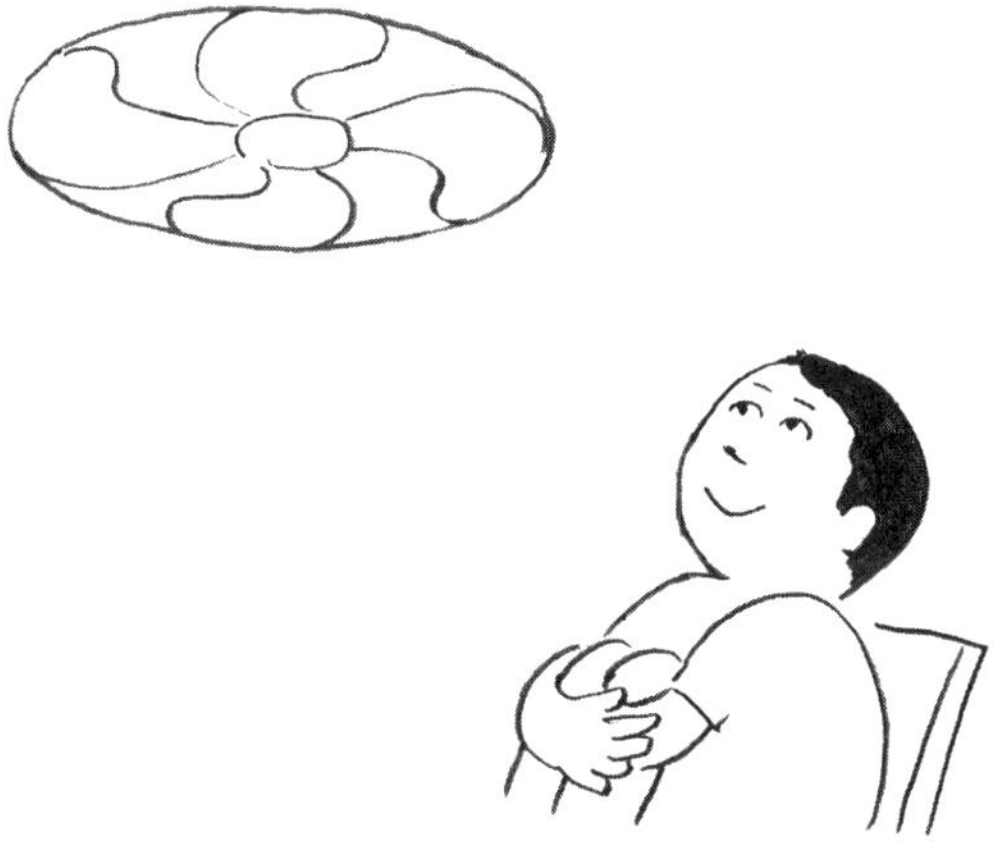

換気扇の例

換気扇の回る羽根を見るのが好きな自閉症児にとって、換気扇を見に行くことは、課題や勉強を頑張るための「ご褒美」になることもあります。

「興味」が結びつくことにより、たぐいまれな才能が開花することもあります。例えば、自閉症を抱えた方の中には、緻密で美しい絵を描かれる方が何人もいます。細部への注意が、才能へと見事につながった1例です。また、絶対音感を持っていたり、楽器の演奏に才能を見せたりする方もいます。こういった方の中には、プロのアーティストとして活動されている方もいます。

自閉症者としての「個性」が「才能」へと開花した例のうち、最も有名なものは、テンプル・グランディン教授かもしれません。彼女の自閉症者としての経験や世界を見る視点が、彼女の研究者としてのトレーニングと相互作用しながら、動物科学の発見や家畜の倫理的な扱いに対する理解という「業績」へとつながる様子は、彼女自身の自伝からも読み取ることができます。

もちろん、こだわりや興味のあるテーマが、いつも学業や就労につながるわけではありません。また、授業中や仕事中など、常同行動やこだわりを行うのを「いったん止める」ことができるようになるためには、多くの場合努力が必要です。

ただ、常同行動やこだわりは常に取り除くべき、悪い問題というわけではありません。うまく制御できれば、本人の楽しみや趣味となり、時には学業や就労にも役に立つものへと伸ばしていくことができる場合もあります。数多くの自閉症者の「成功例」が、それを示しています。

†こだわりはどこから来るのか

さて、ここまで、自閉症を抱えた方の心の働きのうち、他者との関わりやコミュニケーションとは直接関係がないように思われるものについて、いくつか例を挙げながらご紹介してきました。

ただ、一つ大きな問題として、これらの心の働きがどのようにして「常同行動」や「こだわり」につながっているのかについては、まだあまりわかっていない、ということがあります。

本章でご紹介した「くっつきやすくはがれにくい」注意や、全体像でなく細部に向く注意は、環境の変化に合わせて柔軟に行動を変えたり、他の人と同じようなものに興味を持ったりすることを妨げるかもしれません。このような心の働きの特徴が、時としては常同行動やこだわりとして日常生活を困難にする「障害」となり、時としては「独自の才能」として開花する、という可能性が考えられます。

逆に考えると、物事に対する注意がそらされやすく、物事の細部でなく全体像に注意が向いてしまう「定型発達者」にとって、このような「才能」を開花させることは容易ではないかもしれない、ということもできます。定型発達者は、例えば文章の校正や図版の間違い探しなどを行うとき、自閉症者よりも遥かに大きな努力が必要になってしまう、ということも考えられます。

また、「常同行動」や「こだわり」は、他者との関わりやコミュニケーションの困難さに伴って現れる、コインの裏表のようなものなのではないか、と考える研究者もいます。

例えば、他人の動きや社会の「暗黙のルール」を把握することが難しいため、より規則性のある、わかりやすいものを好むようになる、という可能性もあります。つまり、定型発達者は「社会的な物事」に注意がとらわれてしまうため、物事の規則性や細部について気づくことが困難になっている、と考えることもできます。

一方で、他者との関わりやコミュニケーションの困難さと、こだわりや常同行動との間には一切関係はなく、たまたま両方を持ったことで、日常生活に「障害」を持つようになったのが自閉症である、と議論している研究者もいます。

もう一つ、「感覚の過敏さや鈍さ」という特徴がどのような心の働きから生みだされているのかについては、実はほとんどわかっていません。この特徴は、過去の診断基準には含まれていませんでした。

しかし、自閉症を抱えた方の多くに感覚の過敏さや鈍さが見られること、また、この感覚の問題が自閉症者の日常生活に多くの困難さを生みだしていることが広く知られるにつれ、新しい診断基準に含められたようです。感覚の過敏さや鈍さの背景にある心の働きについては、診断基準の改定をきっかけに、今後重点的な研究が行われることが期待されます。

最後に、他者との関わりやコミュニケーションの困難さと同じく、こだわりや常同行動が日常生活にどの程度の困難さを与えるかについては、それぞれの個人が持つ発達の様相によって大きく違ってきます。

例えば、自閉症だけでなく知的な発達やことばの発達の困難さもあわせて抱えている場合、常同行動やこだわりは日常生活や学習を妨げる大きな要因になりがちです。こういった状況の下で、常同行動やこだわりをコントロールする方法については、応用行動分析などの方法を使った訓練法が知られています。今後、こだわりや常同行動の背景にある脳の働きがさらに解明されることによって、より効率のよい、新たな訓練や治療の方法が開発されることも期待されています。

一方、発達に伴い、自分の努力によってこだわりや常同行動をある程度コントロールし、日常生活への影響を抑えることができるようになる人が数多くいることも知られています。こだわりや常同行動の背景にある「個性」が、日常生活を困難にする「障害」になるのではなく、本人の趣味や、時としてはたぐい稀な才能の開花につながるようにするにはどのような支援が必要なのか、さらなる研究が必要です。

ここまでの2章で、自閉症を抱える方の心の働きについて議論してきました。次の章では、これらの心の働きの基盤となっていると考えられる「脳」について、紹介していきます。

第6章
自閉症を脳に問う

†「自閉症は脳の病気なの？」という質問

「自閉症は脳の病気なの？」という質問を受けることがあります。自閉症や発達障害のことを知らない友人や同僚から聞かれることもありますが、自閉症を抱える本人から、「僕は脳の病気なの？」と聞かれることもあります。

「病気ではないよ」と答えると、病気でもないのになぜ病院に通う必要があるのか、病気でもないのになぜ他の人たちにできることが自分にはできないのか、という質問が待っています。「障害」という状態をわかりやすく伝えるのは、簡単ではありません。また、日本語の「病気」ということばも、よくよく考えると意味が曖昧です。何が病気で何が病気でないか、いつもはっきりした答えが出せるわけではないようにも思えてきます。

仕事柄、医師の方々と一緒に研究をすることも多いので、病気とは何か、治癒とは何かについて聞いてみたこともあります。そのお医者さんによると、病気とは「愁訴《しゅうそ》」のある状態、本人に「医者に治して欲しい」症状がある状態だとのことでした。逆に、治療の結果「愁訴」がなくなる、本人が満足だと思える状態に移行することが「治癒《ちゆ》」である、ということでした。また、本人が小さな子どもであったり、認知症などを患《わずら》っていたりといったように、何らかの理由で本人の意思を確認することが難しい場合は、家族が代わりに「愁訴」を医師に持ち込むこともあります。

自閉症を抱えることによって、日常生活がうまく行かなかったり、学校や職場に適応できなかったりして、「お医者さんに何とかして欲しい」と思っているなら、それは「病気」であり、治療の対象になる、といってもよいのかもしれません。

例えば、薬を処方してもらうことにより多動性や不安を抑える、といった治療もあります。一方、自閉症を抱えながらも、本人の努力や家族のサポート、学校や職場の支援や理解が十分に整っており、本人が満足で楽しい生活を送れているのなら、自閉症を病気ということはできないような気がします。

もちろん、当面の愁訴がなくなったとしても、自閉症が学業や就労、日常生活のなかで、本人の可能性を十分に発揮することを困難にしている「ハードル」になっているとすれば、それは障害として扱い、個人と社会との両方から対応していく必要があることはいうまでもありません。また、自閉症の「治癒」というアイディアにはいくつか難しい点があるので、次の章でもう少し詳しくお話しします。

さて、自閉症が「病気」かどうか、という問いには単純な答えが返せないものの、もう一方の問い、自閉症が「脳」の働きに基づいていることについては、かなりの自信を持って「そうだよ」ということができます。自閉症は他の発達障害と同じく、脳機能の発達の「個性」が日常生活や学業、就労などへの参加を妨げる障害、「ハードル」になった状態です。つまり、自閉症について理解するには、定型発達者の脳がどのような働きをしているのか、自閉症を抱えた人との間でどこに違いが見られるのかについて理解する必要があります。

†脳は分業する

脳は、人間の体の中で最も重い臓器です。あなたの体重の約2％は、あなたの脳の重さです。また、脳はとてもエネルギーを使う臓器です。激しい運動をしたときなどはまた別ですが、普段の生活をしているとき、あなたが食べ物から得たエネルギーの20％は、あなたの脳を動かすのに使われています。

脳は、千数百億という莫大な数の「神経細胞」からできています。神経細胞は、複雑な網《あみ》の目のようなネットワークをつくりあげています。この神経細胞のネットワークの間を電気信号がやりとりすることによって、脳が計算を行っている、と考えられています。

脳の計算には、例えば見たもの（目からの信号）、聞いたもの（耳からの信号）などから、「何を見ているか」「何を聞いているか」を理解したり、記憶したり、それに基づいて行動を引き起こしたりする働きがあります。注意を保ったり、ことばを理解したり、計画を立てたり、相手の気持ちを考えたり、転ばないように体のバランスを取ったりと、脳は他にもさまざまな働きをしています。

脳の働きかたを理解するうえで最も大事な特徴の一つに、「脳は分業する」というものがあります。脳は、場所によって、異なる役割を果たしているのです。

例えば、頭の後ろの方にある「視覚野《しかくや》」と呼ばれる場所は、目で見たものを認識する働きに関わっています。頭の横側、耳の上辺りに位置する「聴覚野《ちょうかくや》」は、耳で聞いた音を認識する働きに関わっています。頭のてっぺんより少し横の後寄りの位置にある「体性感覚《たいせいかんかく》野《や》」と呼ばれる場所は、体に何かが触ったときの感覚を処理しています。ちなみに、この「○○野」という言い方は、脳のそれぞれの場所に付けられた「地名」のようなものです（「領野《りょうや》」と呼ばれています）。

また、例えば視覚野を詳しく見ると、色を処理する場所、物の動きを処理する場所、人の顔を処理する場所など、さらに細かく分業しています。このように、脳の異なる場所が

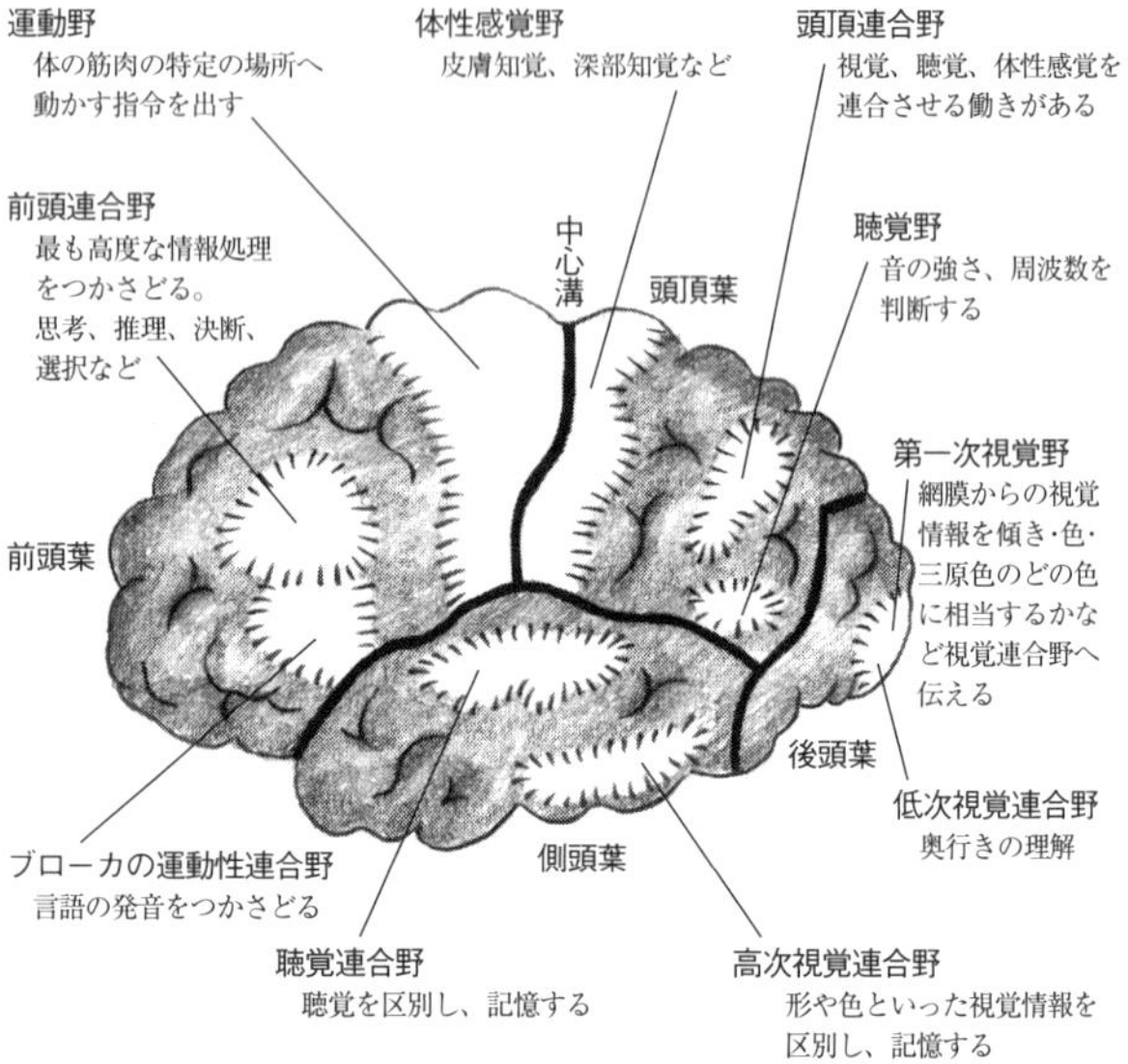

脳の○○野の位置

少しずつ異なる役割を果たしていることを、「脳の機能局在《きょくざい》」と呼んでいます。

†社会脳と自閉症

このような脳の機能局在のうち、他者理解やコミュニケーションに専門化した脳部位がいくつかあることも知られています。

例えば、相手の顔を認識する働きには「紡錘状回《ぼうすいじょうかい》」と呼ばれる場所が、相手の動きや視線、意図などを把握する働きには「上側頭《じょうそくとう》溝《こう》」と呼ばれる場所が、相手の心の状態を推しはかる働きには、

「側頭頭頂接合部《そくとうとうちょう》」や「前頭葉内側部《ぜんとうよう》」と呼ばれる部位が関係していると考えられています。これらの脳部位からなるネットワークのことを、「社会脳ネットワーク」あるいは「社会脳」と呼ぶこともあります。

自閉症を抱えた方々は、この「社会脳」の働き方が定型発達者と異なっているのではないか、という報告がいくつかあります。例えば、人の顔を見ているときの脳の働き方を計測すると、自閉症を抱えた方々では、定型発達者よりも「紡錘状回」の働き方が弱い、という報告があります。

また、相手の視線から、相手が何に注意を向けているか、何を見ているかを読み取る課題を行っているとき、自閉症を抱えた方の「上側頭溝」の働きが弱い、という報告もあります。さらに、相手の気持ちや考えを読む課題、第4章でご紹介した「心の理論」を調べる課題を行っているときの脳の働き方を計測すると、「前頭葉内側部」の働き方に、自閉症者と定型発達者との間で違いがある、という報告もあります。

しかしながら、自閉症を抱えた方々の「社会脳」は、常に動かないわけではありません。条件を整えることにより、自閉症者が定型発達者と同じような社会脳の活動を示した、という研究報告もなされているのです。これらの研究を見ていくことにより、自閉症者の社

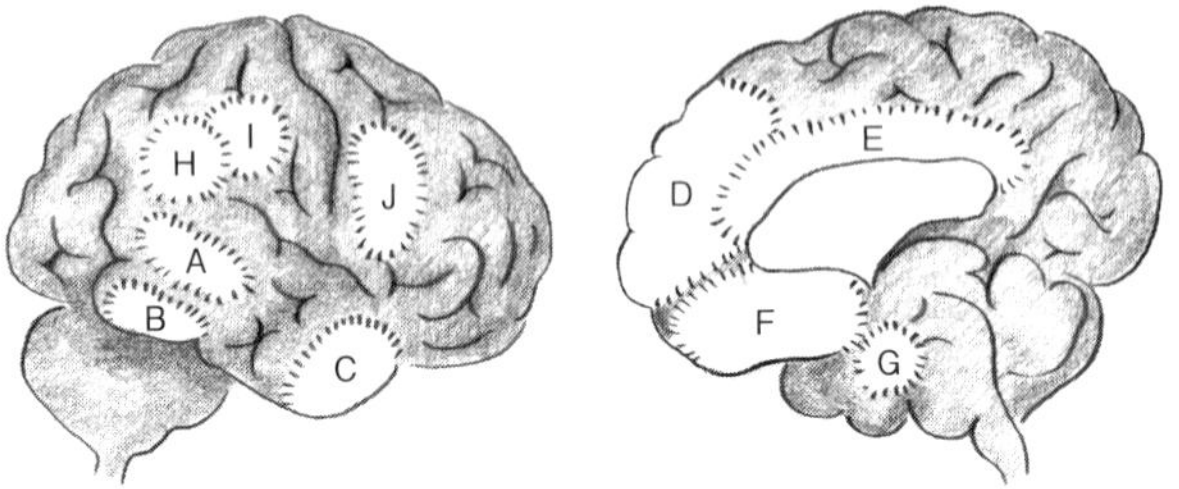

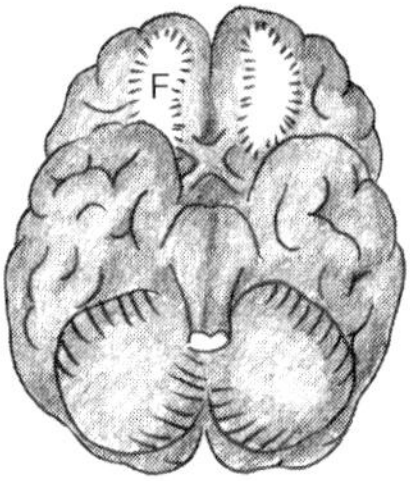

社会脳ネットワーク

社会脳の見取り図。A：上側頭溝、B：紡錘状回、C：側頭極、D：前頭葉内側部、E：帯状回、F：前頭葉眼窩野、G：扁桃体、H：側頭頭頂接合部、I：下頭頂回、J：下前頭回。
Beauchamp et al.（2010）より加工・転載。

会脳について、より多くのことがわかってきます。

†自閉症者の社会脳を動かす

自閉症者の社会脳が活動しているのを報告した最初の研究では、画面に映し出された顔写真の真ん中に＋印を映し、そこを見るように指示を出していました。顔写真の真ん中にしっかり注意を向けた場合、自閉症者も定型発達者と同じ程度、顔の処理に専門化した脳部位、「紡錘状回」の活動を示すことが報告されたのです。

他にも、家族や友達など、自閉症児本人にとって「なじみ深い」顔を見せた場合にも、紡錘状回の働きが見られることが報告されています。また、ちょっと変わった例としては、デジモンが大好きな自閉症児がデジモンのキャラクターを見ているときの脳の働きを計測すると、この「紡錘状回」が働いていた、という報告もあります。

こうなると、自閉症児は「紡錘状回」が働かないわけではなく、顔に自分から注意を向ける傾向が弱いため、いくつかの研究では紡錘状回の働きを見せなかったのではないか、と考えることができます。課題によって顔に注意を向けたり、本人に馴染みのある顔、関心が引かれる顔を見せたりしたときには、紡錘状回の働きが見られます。

さらに、ここ数年話題になっている研究に、「オキシトシン」という物質を鼻から吸入することにより、社会脳の働きが高められるのではないか、というものがあります。

オキシトシンはもともと出産や授乳に関わるホルモンとして知られており、子宮収縮《しきゅう》剤や陣痛《じんつう》促進剤にも使われています。また、オキシトシンは脳内で神経細胞がコミュニケーションを取るときに使われる物質、「神経伝達物質」の一つとして働いていることも知られています。鼻からオキシトシンを吸入すると、鼻の奥から脳に直接つながっている経路を通じてオキシトシンが脳にたどり着き、このオキシトシンを神経伝達物質として使っている脳の経路に影響を与える、と考えられています。

さて、自閉症者がオキシトシンを吸入すると、相手の微妙な表情を読み取る課題で成績がよくなったり、相手の目を見る傾向が強くなったり、相手が自分とやりとりをしているのか、自分を無視しているのか、といった相手と自分との関係について敏感になったりすることが報告されています。なお、この効果は一時的なものであり、吸入後30分から1時間後に現れ始め、数時間で消えることも報告されています。

オキシトシンは、社会脳の働き方を変えるのでしょうか。ある研究では、自閉症者がオキシトシンを吸入したときに「顔を見分ける」課題を行ってもらい、その時の脳の働き方を計測しています。その結果、自閉症者がオキシトシンを吸入しても、相手の顔を見分ける課題の成績や、紡錘状回の働きを高めるわけではない、という結果が得られています。オキシトシンを吸入しても、他者を理解する心の働きがすべて高められる、というわけではないようです。

ただ、この課題場面でも、課題の成績に直接関わるわけではありませんが、オキシトシンは自閉症者の「社会脳」に影響を与えていることが報告されています。自閉症を抱えた方がオキシトシンを吸入することにより、他人の顔を見ているときの「扁桃体《へんとうたい》」という脳部位の活動が高くなっている、ということが示されているのです。

扁桃体は、感情の働きを制御したり、認識したものの「価値」を測ったり、生きていくのに重要な情報に「気づく」働きを行ったりしている、と考えられています。つまり、自閉症者がオキシトシンを吸入することにより、扁桃体の働きが高まり、相手の顔に気づきやすく、注意を向けやすくなったのではないか、と考えることもできます。

オキシトシンが人間の脳内でどのような働きをしているのか、オキシトシンを鼻から吸入することで脳に何が起こるのか、詳しいことはあまりわかっていません。ただ、自閉症者の他者に対する反応性を変化させている（ように見える）研究結果は大きな注目を集めています。

例えば、オキシトシンの効果は一時的で、数時間で消えてしまう、と考えられていますが、長期的にオキシトシンを投与することで自閉症を抱えた方の「他者との関係性」さらには「常同行動・こだわり」が変化するのかどうか、いくつかの臨床試験が進められています。まだ決定的な臨床研究の結果が報告されるには至っていませんが、今後数年で、オキシトシンが自閉症者の脳の働きに与える影響について、また、副作用の有無についても、より多くのことがわかってくるはずです。

注意を向ける先についてはっきりとした指示を与える、本人の興味がある映像を使うなどして、他人に注意が向くようにした場合、自閉症者も定型発達者と同じく、「社会脳」の一部を働かせることができることが示されています。また、オキシトシンという物質も、社会脳を直接動かすわけではないようですが、他人に注意を向ける傾向を高めている可能性があります。

これらの研究は、自閉症者が「社会脳」を構成する脳部位そのものに違いを持っているわけではなく、これらの脳部位が働くきっかけ、他人の行動に自然に注意が向いたり、相手がやっていることに自然に興味を覚えたりする心の働き、その背景にある脳の働きに違いがある可能性を示しているように思われます。また、脳科学の分野でも、脳の特定の場所でなく、脳全体の育ち方やつながり方の違いから、自閉症を理解しようという動きもあります。

こういった脳機能についての研究は、自閉症の理解に留まるものではありません。定型発達者がなぜ相手の行動や気持ちに注意を向けてしまうのか、なぜ「社会的」な物事にこだわってしまうのか、という心の働きの背景を理解することにもつながる可能性がありま す。例えば、オキシトシンが脳内でどのように働いているかを理解することは、定型発達者が「なぜか相手に注意を向けてしまう」働きの背景にある仕組みを知るうえでの大きな手がかりになるでしょう。

†脳のネットワーク

脳は、それぞれ違う場所（脳部位）が異なる役割を果たすことにより、分業してさまざまな心の働きや行動を生みだしている、とご紹介しました。

さて、お仕事などで経験された方も多いかとは思いますが、分業がうまく行くかどうかは、異なる部署の間の「連携」にかかっています。異なる担当者、異なる部署が密《みっ》に連絡を取り、協力して作業を進めなければ、プロジェクトはなかなかうまく行きません。同じように、脳の分業を担当している異なる脳部位も、他の脳部位と密に連携を図る必要があります。それでは、脳を構成する神経細胞は、どのように連携をとっているのでしょうか。

神経細胞を顕微鏡で見ると、星形というか、ヒトデ形というか、たくさんの「腕」あるいは「突起」を持った形をしています。それぞれの突起は木の枝のように枝分かれしており、樹状突起《じゅじょう》と呼ばれています。

その中に（ほとんどの場合）1本だけ、とても長く伸びている「腕」があります。この長い腕（軸索《じくさく》と呼ばれています）が伸びた先は多くの場合枝分かれしており、それぞれの枝の先が他の神経細胞の「突起」のすぐそばにたどり着きます。神経細胞は、他の神経細胞に向かって腕を伸ばしている、ということもできます。

ある神経細胞に信号が伝わると、まずこの信号は電気の流れとして、長い腕(軸索)を伝わっていきます。信号が腕の先までたどり着くと、そこから「神経伝達物質」と呼ばれる小さな物質が放出され、すぐ隣の神経細胞の突起に受け取られます。この「神経伝達物質」を受け取った神経細胞は、信号を電気の流れとして生みだし、自身の長い腕(軸索)を通じて次の神経細胞と連絡を取ります。こういった「電気信号の流れ」と「神経伝達物質の受け渡し」が交互に繰り返されることにより、神経は連絡を取り合っています。先ほどご紹介したオキシトシンも、この「神経伝達物質」のひとつです。

さて、神経細胞の長い腕(軸索)には、いろいろな長さのものがあります。バスの路線図に例えると、同じ脳部位の中で情報を伝え合うローカル線から、かなり離れた脳部位に情報を伝える長距離バスまである、ということもできます。長距離線は、多くの軸索が束になって、脳の中を縦横《じゅうおう》に走っています。「高速道路」のようなもの、といってもよいかもしれません。脳の中では、こういった短距離線・長距離線が複雑なネットワークを作り上げています。このネットワークのなかで、それぞれの路線を情報が絶え間なくやりとり

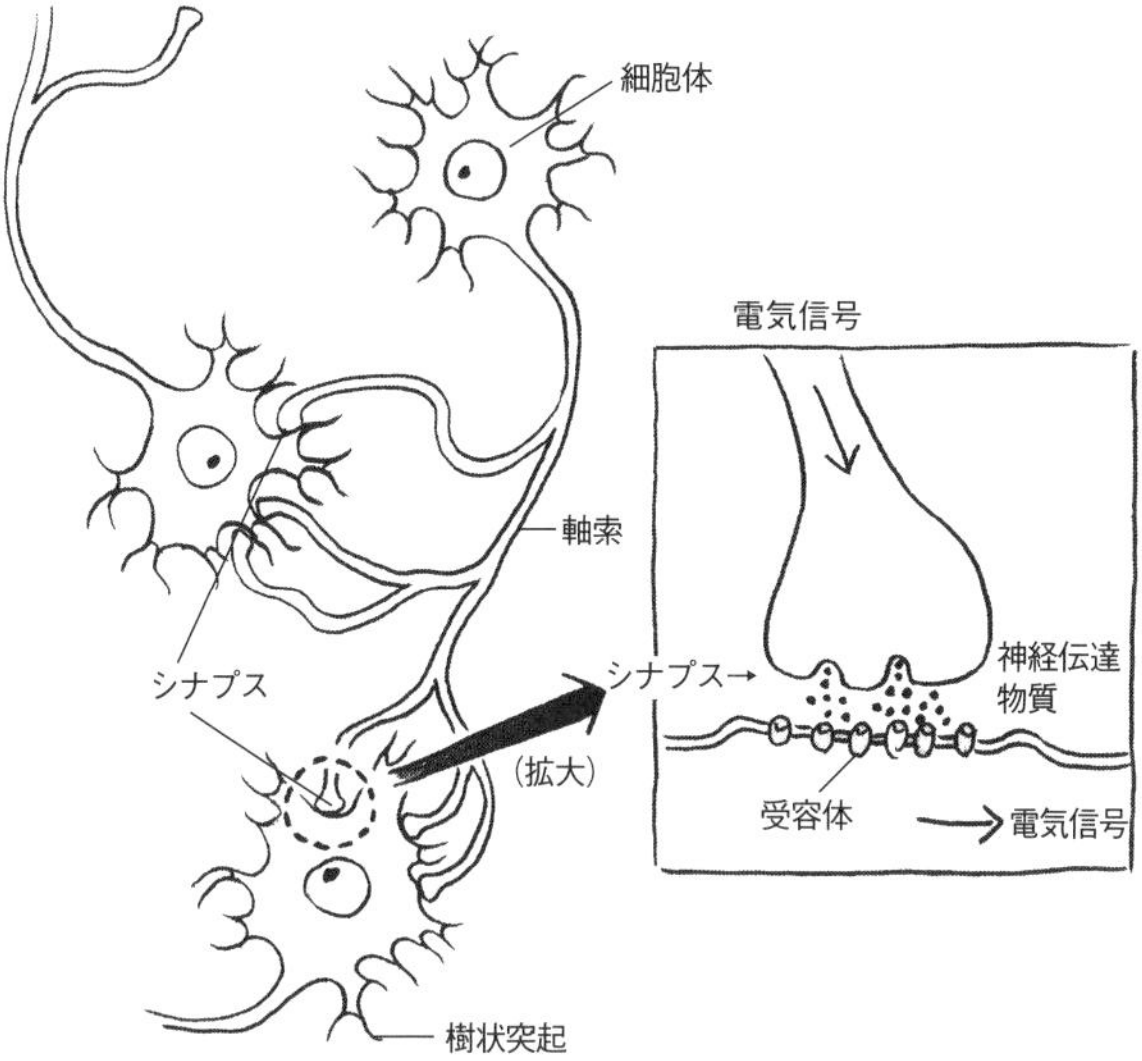

神経細胞の仕組み

神経細胞の中で、まず信号は電気の流れとして軸索を伝わります。軸索の先では、信号は次に「神経伝達物質」という化学物質として、次の神経細胞に受け渡されます。

されることにより、脳は我々の思考や行動などを生みだしているのです。

自閉症を抱えた方々では、この「脳のネットワーク」の構造が、定型発達者とは異なっているのではないか、と考えられています。特に、脳の離れた場所に連絡を取り合う「長距離線」が少なく、その経路も定型発達者とは異なっている可能性があります。

そのため、個別の脳部位を使うことはできても、複数の離れた脳部位を組み合わせて使う必要がある複雑な問題を解くことが苦手である、という説があります。相手に気づき、自分から注意を動かし、場面に応じて必要な情報を読み取ることも、このような複雑な「脳のネットワーク」を必要とするため、自閉症を抱える方には困難なのではないか、と考えている研究者もいます。

†自閉症児の大きな脳

もう一つ、自閉症を抱えた方々の脳に見られる特徴の一つとして、「幼い頃、脳が大きい」というものがあります。

例えば、1～2歳頃の自閉症児の平均的な頭回りの大きさは、定型発達児よりも少し大きい、という報告があります。MRI（核磁気共鳴映像装置）などの機器を使って脳の大きさを直接測った研究でも、同じような傾向が報告されています。

この頭の大きさの違いは発達と共に小さくなり、7～8歳頃には違いが見られなくなるようです。これらの研究結果は、自閉症を抱える方々において、生後数年の間、定型発達児よりも脳の育ち方が「速い」あるいは「大きい」可能性を示しています。

脳は、より大きければよい、より速く育てばよい、というものではないのかもしれません。例えば、脳の育ち方が急すぎると、神経細胞が混み合うため、離れた脳部位を結ぶ「高速道路」を建設するスペースが限られてくるのかもしれません。また、神経細胞の育ち方のバランスが定型発達児と違ってくることにより、脳がどのように分業体制を学ぶのか、どのように「機能局在」を発達させるかに違いが出てくる可能性もあります。

また、誤解がないように書いておきますが、頭回りの大きさを測っただけで自閉症を持つかどうかが診断できるわけではありません。個別に見ると、頭の大きさの個人差はとても大きいからです。例えば、平均すれば男性は女性よりも背が高くなりますが、個別に見ると、背が高い女性も数多くいますし、背が低い男性も数多くいます。身長を聞いただけでは、その人が男性か女性かを判断することはできません。頭回りの大きさについても、同じことです。

話を戻しますが、自閉症児に見られる脳の育ち方の違いは、1〜2歳の頃までに始まっている可能性があります。発達初期の脳の育ち方が違ってくると、発達に伴って脳機能の局在やネットワークができてくる道筋に違いが出てくると考えられます。つまり、自閉症と脳機能の関係を理解するには、生後数年の間に脳がどのように発達するのか、その発達の仕方が自閉症児と定型発達児との間でどのように違っているのか、を理解する必要があ

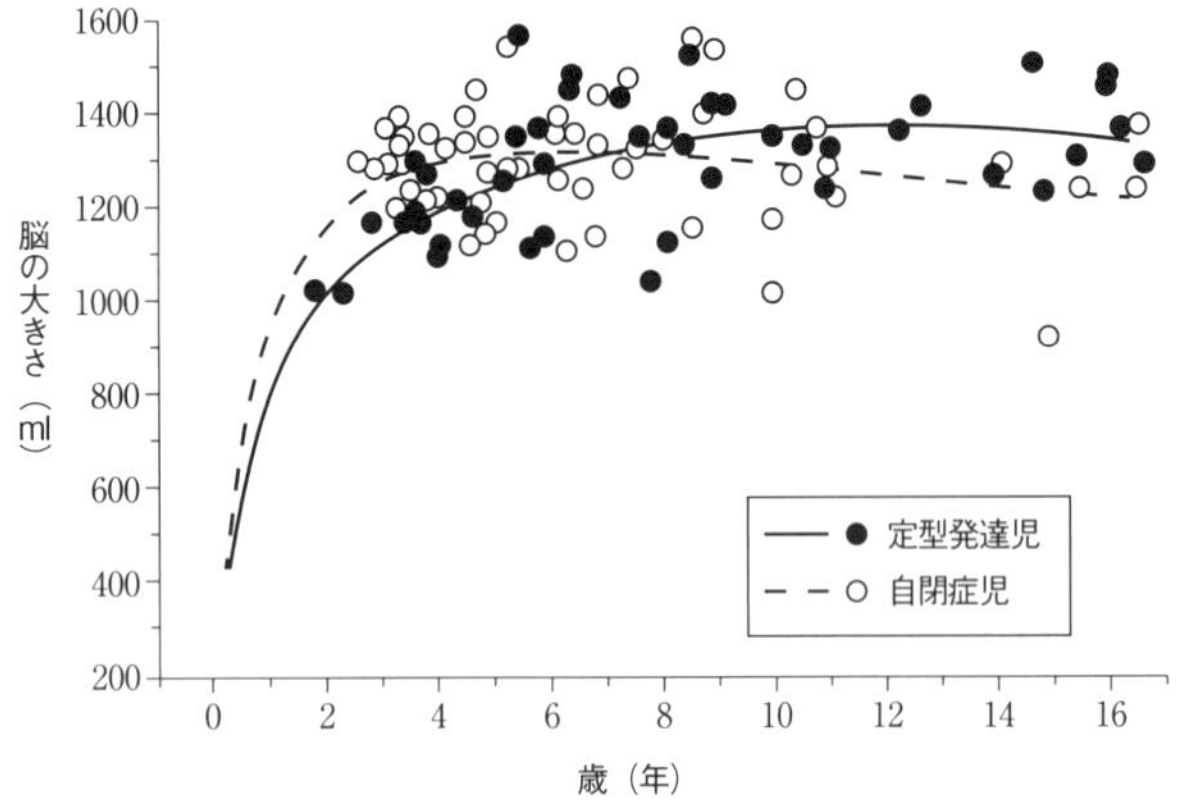

自閉症児にみられる脳の発達

自閉症児の脳（点線）は、定型発達児の脳よりも、生後数年は平均的に「大きく」発達していることが知られています。7−8歳頃には、こういった違いは見られなくなります。
Courchesne et al.（2001）より改変、転載。

るのです。

さらに、発達初期の脳は、成人の脳よりも経験に応じて変化する性質、「可《か》塑《そ》性」が高いと考えられています。例えば、バイオリンやチェロ、ギターなど弦楽器のプロの脳を調べると、指先の感覚を処理する脳部位が大きくなっていることが知られています。つまり、楽器を練習し続けることにより、脳の働きが変化し、脳機能の地図が書き換わった、と考えられます。さらに、楽器をはじめる年齢が低いほど、この「脳機能の地図の変化」が大きいことも知られています。

同じように、自閉症などの発達障害

についても、脳の可塑性が高い発達初期に見つけ、早くから支援や訓練を行うことにより、日常生活や学業、就労につながる技術をより効率よく身につけられる、と考えられています。自閉症などの発達障害研究の分野では、どのようにして早期発見し、有効な早期支援を行うかが、大きな研究目標の一つになっています。

しかし、生まれてすぐの自閉症児がどのような脳機能の発達を見せているのかを研究するのは容易ではありません。自閉症は、早くても2歳、より正確を期するためには、3歳以降にならないと診断ができないからです。

3歳にならないと診断がわからない子どもたちの、3歳以前の発達を調べる。診断を受ける3歳より前に「自閉症」につながる発達を見つける。さらに、診断を受ける前の子どもたちに早期支援を行い、それが子どもの発達や「自閉症」の診断にどのような変化を及ぼすかを調べる。脳科学者や心理学者は、この困難な課題に、いくつかの方法を使って取り組んでいます。

次の章では、自閉症児の初期発達を探る研究方法と、そこからわかってきたことについてご紹介します。

第7章

発達からみる自閉症

†自閉症の始まりを捉える科学

第3章でお話ししたように、自閉症は遺伝的には極めて多様な発達障害であり、遺伝子を調べるだけでは、自閉症を確実に見つけることはできません。

自閉症に「関わっている」それぞれの遺伝子は、自閉症を持つ確率をほんの少しだけ上げ下げするだけであり、その遺伝子を持つ方が自閉症の診断を受けるかどうかを決めるわけではないからです。現在の科学技術、現在の医療では、ある子どもが自閉症と診断できるかどうかを知るには、その子どもが早くても3歳になるまで待ってから、その時点での行動を専門家が検査する必要があります。

3歳以降に「自閉症」と診断される子どもたちは、診断より前の、生まれてから3歳になるまでに、どのような心の働きの発達、脳の働きの発達を見せるのでしょうか。自閉症の診断につながる最初の「違い」を、どれだけ早く見つけることができるのでしょうか。

もし、自閉症の診断につながるような「サイン」を3歳より早く見つけることができたなら、より脳の可塑性が高い赤ちゃんの頃に、有効な教育・医療からの支援を行い、それぞれの個性が「障害」につながることを避けられるようになるかもしれません。早期発見、早期介入は、現在の自閉症研究において大きなテーマの一つになっています。

早期発見、早期介入を目指す「自閉症の始まりを捉える科学」には、いくつかの方法が使われています。最も古くから使われている方法は、「後方視《こうほうし》研究」と呼ばれるものです。

例えば、親御さんから話を聞き取り、子どもが生まれてから3歳までの発達について知る、という方法があります。もう少し客観的なデータを得るものとして、それぞれのご家族が過去に撮影した子どものホームビデオをお借りし、「1歳の誕生日のお祝いの時に、子どもがどのような行動を見せていたか」を分析した研究もあります。

これらの研究から、自閉症の診断を受ける子どもは診断よりも前、1歳の誕生日前後には、定型発達の子どもと少し違う行動を見せているかもしれない、という報告がされています。ただし、この「後方視研究」では、実際に専門家が子どもを検査したり、心の働きや脳の働きを研究したりすることは不可能です。

そこで、自閉症の診断を受ける子どもを、診断がなされる3歳より前から検査し、心の働きや脳の働きを調べる「前方視《ぜんほうし》研究」が必要になってきます。例えば、人口中で自閉症の診断を受ける方は1%前後です。つまり、1000人の赤ちゃんの発達を0歳から3歳まで追いかければ、そのうち10人前後は3歳頃に自閉症の診断を受けるであろう、という予測ができます。

　この診断を受けた十数人の子どもたちが生後6カ月、1歳、1歳半の時にどのような行動を見せていたか、検査にどのように反応していたか、というデータを分析することで、自閉症の診断を受ける子どもたちが、診断を受ける前、赤ちゃんの頃にどのような検査結果を見せていたかを知ることができます。

　このような「大規模コホート研究」は、日本を含め、世界各地で行われています。ただ、一つ難しい点として、これだけ大規模な調査をする場合、検査に含めることができる項目が限られてしまうことがあります。例えば、特殊な機器や施設と専門性の高いスタッフが必要な「脳の働きの計測」を、数千人の赤ちゃんを対象に行うことは（少なくとも現在の科学技術では）非常に困難です。私が知る限り、こういった大規模前方視研究で赤ちゃんの頃の脳の働きを計測できているチームはまだ存在しません。

　そこで、「自閉症の始まりを捉える科学」の第3の方法として、「弟・妹研究」が、アメリカやカナダ、ヨーロッパにおいて、盛んに行われています。この方法は、「兄弟姉妹は似ている」という原理をもとにした研究です。第3章でご紹介したように、兄弟姉妹は遺伝子全体の50％を共有しています。その結果、一卵性双生児ほどではありませんが、兄弟

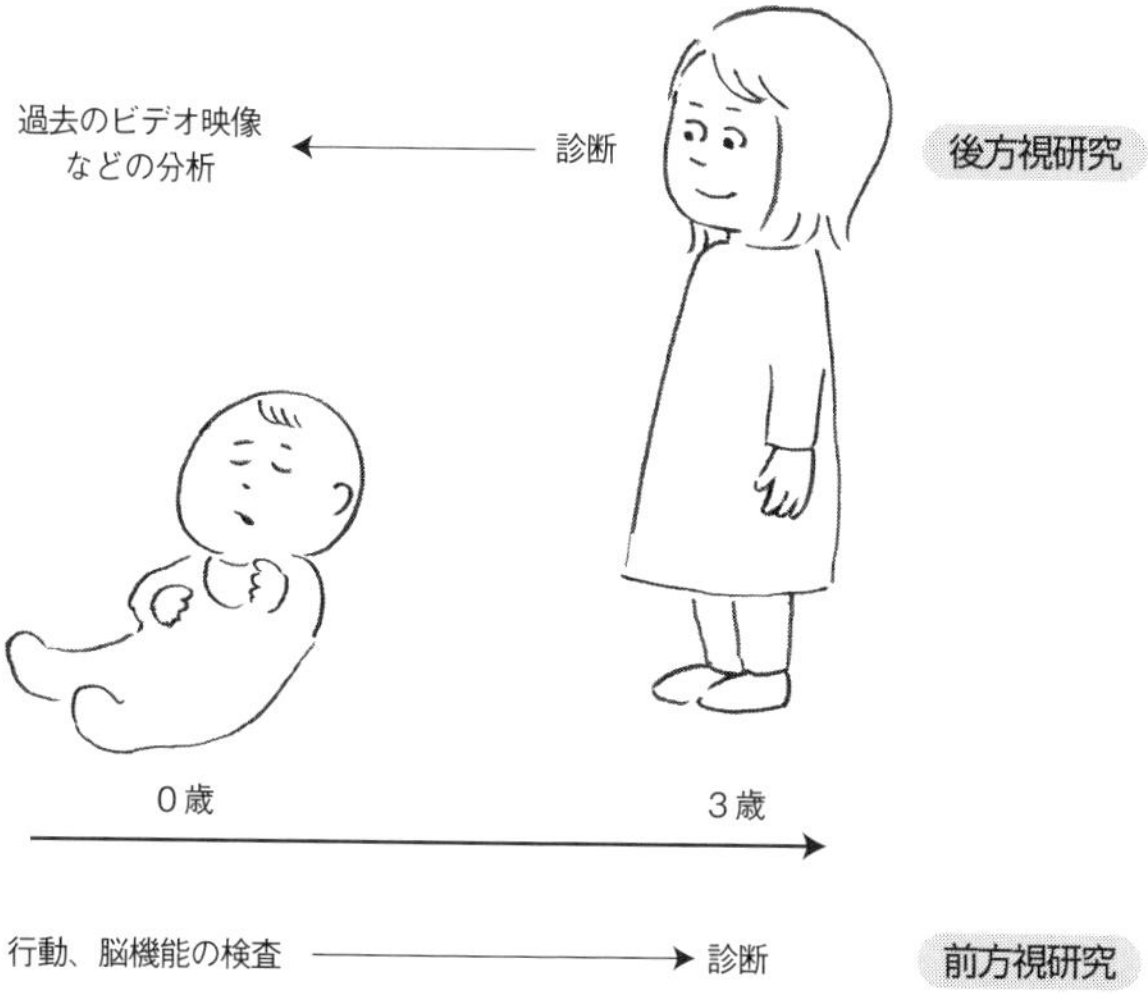

後方視研究・前方視研究

後方視研究は、診断が付いた子どもの過去の様子を、ビデオ映像や保護者からの聞き取りなどを元に調べます。前方視研究は、子どもが診断を受ける前から行動や脳機能を検査し、その後の診断との関係を調べます。

姉妹はよく似ています。

遺伝の要因が強い「自閉症」の診断についても、同じことが言えます。兄や姉が自閉症であった場合、その弟や妹が同じく「自閉症」の診断を受ける確率は、10〜20%であることが知られています。

10〜20%というのは、決して高い確率ではありません。自閉症の診断を受けた兄や姉をもつ子どもの大多数は、自閉症の診断を受けることなく、定型発達者として育ちます。

また、兄弟姉妹に発達障害を

抱えた方を持つことにより、子どもの育ちや個性について、より深く考えるようになる方も多くいるように見受けられます。私の同僚や共同研究者の中にも、自閉症を抱える兄弟姉妹を持っている方は少なからずいらっしゃり、優れた研究をされています。

一方、前方視研究の観点から見ると、このわずかな確率の違いは大きな意味を持ってきます。自閉症の診断を受けた子どもを持ち、次の子どもが生まれた親御さん１００人にご協力いただき、自閉症を抱えた子どもたちの弟、妹にあたる赤ちゃん達１００人の発達を0歳から3歳まで追いかけると、そのうちの10人から20人が自閉症の診断を受けることが予測されるからです。１００人の赤ちゃんの脳の働きを調べることも簡単ではありませんが、大規模な研究センターでは実現可能です。私が所属するロンドンの研究所でも、このような「弟・妹研究」が行われています。

†弟・妹研究を倫理的に行うにはどうすればよいか

弟・妹研究は、自閉症の発達における最初のサインを見つけ、早期発見や早期介入につなげるため、欠かすことのできない研究です。しかしながら、基礎研究の常として、研究に参加する子どもたちが、必ずしも直接の利益を受けるわけではありません。

それぞれの研究に参加してくださったご家族から得られたデータを元に、次の世代の子どもたちの役に立つための研究が行われています。当然のことですが、これらの研究内容は事前に保護者の方に説明され、合意いただけた場合にのみ研究を進めることになっています。また、赤ちゃんやことばの発達に大きな困難を抱えている子どもの場合は難しいのですが、できる限り、子どものことばの発達に合わせた研究内容の説明を行い、本人からも同意を取ることになっています。もちろん、研究に参加されているご家族は、いつでも参加を取りやめることができますし、データの使用を拒否することもできます。

それでも、弟・妹研究を始めとした前向き研究には、独自の難しさがあります。調査に使われている検査項目で、他の子どもたちと大きく異なる結果を示す子どもがみつかった場合にどうするか、という問題です。

子どものことは心配ですが、調査に使われている検査項目はまだ開発段階のものであり、どの程度その後の発達を予測できるのかは、研究を終えてみないとわかりません。そういった、開発段階で信頼性のおけない検査の結果を親御さんに伝えると、いたずらに（根拠のないかもしれない）不安をあおってしまう可能性もあります。また、そもそも「赤ちゃんの頃に自閉症のサインを見つける」ことはまったく新しい挑戦なので、その年齢の赤ちゃんに「役に立つ」ことがわかっている早期介入法ができあがっているはずもなく、検査方法と同じように、開発が進められている段階です。

この倫理的な問題にどのように対応するかは、それぞれの国の医療制度とも密接に関わっています。例えば、アメリカでは、大学の医学部が中心となって研究を行い、少しでも自閉症につながる可能性のある子ども、少しでも親に不安がある子どもについては、新しい実験的な早期介入を積極的に行っているところが多く見られます。それぞれの家族が自らリスクを取り、新しく実験的な医療を積極的に利用するスタイルは、アメリカに特徴的なものかもしれません。

一方、私が研究を行っているイギリスでは、医療は国民保健サービス（NHS）が、一元的に提供しています。そのため、研究者が積極的に親御さんに早期介入を勧めたりすることはできません。そこで、どういった方法が最も倫理的で、イギリスの医療制度に適しているかを、研究チームがNHSの倫理委員会と長い間議論した結果、「保護者が子どもの発達について〝心配している〟ことを自分から伝えてきた場合、研究者は医療機関へのアクセスの仕方を説明することができる。また、その場合にのみ、医療機関に渡すために、調査結果をまとめた手紙を子どもの担当医に渡すことができる」という手続きが決まりました。必ずしも最適のものではないかもしれませんが、イギリスの公的医療の中で、できる限り親御さんの不安や懸念に応えることができる仕組みになっています。

日本では弟・妹研究は行われていないので、この研究に関する倫理的な問題について、議論すら行われていないのではないかと思います。ただ、弟・妹に限らない「大規模コホート研究」はすでに行われており、その場合は医師が中心となり、地域の発達検診の一環として調査を行っているようです。そのため、親御さんの不安については、地域の保健・医療と連携を取ることにより対応しているようです。もし、今後日本で弟・妹研究が行われるとしたら、その前には日本の医療制度や発達支援の体制に合った、倫理的な研究方法を、研究者と当事者、医師などが一緒になって議論を深める必要があります。

†自閉症は予測できるか

さて、弟・妹研究が進むにつれ、生後1年以内の脳の働き、心の働きに見られる違いと、3歳になった頃に行われる自閉症の診断に、いくつかの関連が見られることがわかってきました。

例えば、生後7カ月前後の赤ちゃんに、大人が視線を動かす様子を模した映像を見せ、その時に見られる赤ちゃんの脳の働き方を、脳波計という機器を使って計測した研究があります。この赤ちゃん達が3歳になった頃、自閉症の診断基準を満たすかどうか検査を行うと、診断基準を満たした子どもとそうでない子どもとの間で、生後7カ月前後に見られた脳の働き方に違いが見られることがわかりました。「脳が相手の視線の動きをどのように処理しているか」について、違いが見られたのです。つまり、生後7カ月頃に見られた脳の働き方の違いが、それぞれの子どもが2年半後に自閉症の診断を受けやすいかどうかを、ある程度の確かさで「予測」したことになります。

また、第5章で紹介した「くっつく注意」を調べる課題を使って生後7カ月前後に検査を行い、3歳になってからの診断との関係を調べると、7カ月頃のくっつく注意の大きさと、その2年半〜3年後に自閉症の診断を受けることとの間に関連が見られることも報告されています。この研究から、生後7カ月前後に見られる「くっつく注意」の働き方と、3歳前後に自閉症の診断を受けるかどうかに関係があることが、ある程度の確かさで示されたことになります。

赤ちゃんの頃に見られる相手の視線を見たときの脳の働き方にしても、「くっつく注意」にしても、自閉症の診断を受けるかどうかを完全に予測できるわけではありません。男女の間に見られる身長の違いのように、個別に見ると幅《はば》があり、集団全体で見たときにはじめてはっきりと見えてくる違いです。

男性の方が女性より平均的には身長が高いからといって、相手の身長を聞いただけで相手の性別がわかるわけではありません。同じように、赤ちゃんの頃に見られる脳の働きや心の働きに、自閉症の診断を受ける子どもとそうでない子どもの間の平均値に小さな差があるからといっても、個別のデータには大きな幅があるのです。そのため、それぞれの赤ちゃんの脳や注意の働きを検査するだけでは、その子どもが将来自閉症の診断を受けるかどうかを「確定」させることはできません。

ただし、これらの研究は、自閉症の「リスク指標」を確立するための重要な第一歩になるはずです。例えば、体脂肪率や血圧などを測ることで、糖尿病や高血圧のなりやすさ（リスク）を早めに見つけることができます。

もちろん、体脂肪率や血圧だけでは将来その人が糖尿病や高血圧になるかを診断することはできません。ただ、リスクの高さを見積もることで、食生活や運動などの生活習慣を改善し、糖尿病や高血圧をある程度予防する（リスクを下げる）ことができます。同じように、赤ちゃんの頃の脳の働きや心の働きから、それぞれの赤ちゃんが将来自閉症の診断を受ける確率（リスク）を見積もることができれば、早めに発達支援を行うことができます。それにより、自閉症という、社会参加を妨げる「障害」を起こりにくくすることができるかもしれません。

現在の研究では、より精度の高いリスクマーカー（自閉症の診断をより正確に予測できる指標）を開発すると共に、そういった「リスクの高い」子どもたちが自閉症の診断を受ける確率を下げることができる早期介入、早期支援の方法の開発が行われています。これらの研究が進展すれば、自閉症を抱える方への発達支援は診断を受けてからではなく、より脳の可塑性が高い赤ちゃんの頃から行うものへと変わっていくことになるでしょう。

また、赤ちゃんの頃の脳の働きや心の働きの個人差には、自閉症の診断を予測するわけではないものの、ことばの発達など、他の重要な領域の発達を予測している可能性があるものも見つかっています。

例えば、生後1年前後の頃、大人が喋っている顔を見たときに相手の口を見る傾向が高いと、その後のことばの発達が早いことが報告されています。同じように、生後1年すぎに大人の視線を追う傾向が強いということも、ことばの発達の早さをある程度予測することも知られています。このように、ことばの発達の早さと関連がある行動のリストを作ることができれば、ことばの発達に困難を抱える可能性が高い子どもを赤ちゃんの頃に見つけ、発達支援を行うことができるようになることも期待されます。

赤ちゃんの育ち方にも、ひとりひとり違った個性があります。個性の中には、優れた才能につながるものもあれば、発達障害などの「ハードル」につながりかねないものもあります。赤ちゃんの個性を把握し、自閉症やその他の発達障害などへとつながる可能性のある「リスク」を早いうちに見つけることができれば、それぞれの子どもが自身の可能性を最大限実現できるような、適切な発達支援へとつながるはずです。

発達障害を抱える方々のご家族に協力をいただくことにより、「自閉症の始まり」「発達障害の始まり」を理解するための最先端研究、「弟・妹研究」が、世界各地で行われています。

また、自閉症を抱える方々の初期発達について研究が進むにつれ、不思議な報告が積み重なってきました。これまで、自閉症は一生変わることのない状態であると考えられてきましたが、少なくとも発達の初期、生後数年間の間は、自閉症の診断に「ゆらぎ」がみられるようなのです。

自閉症のゆらぎ

2008年、「自閉症児は回復するか?」というタイトルの論文が発表されました。

この論文では、一度自閉症の診断を受けたのち、発達や「治療」に伴って定型発達の範囲内におさまるようになる子どもたち、つまり「自閉症」の診断が消えてしまう子どもたちが一定の割合でいることが報告されています。それまで、自閉症とは生涯を通じて変わらない状態であり、発達の途中で消えてしまうことはない、と考えられていたため、この論文は自閉症研究者の間で大きな話題になりました。

この論文を発表したグループは、自閉症のなかでも知的な発達やことばの発達、運動機能の発達が高い子どもたちや、早くから自閉症の診断を受け、発達早期から介入を受けた子どもたちに、この「自閉症が消える」ケースが見られることを報告しています。一方、知的な発達の困難さやてんかん、すでに知られている遺伝子性の疾患《しっかん》を持った子どもたちには、この傾向が見られにくいことも報告しています。

弟・妹研究からも、似たような報告がなされています。子どもたちが2歳の頃に行った自閉症の診断が、3歳になってから行った自閉症の診断と必ずしも一致しないことが、複

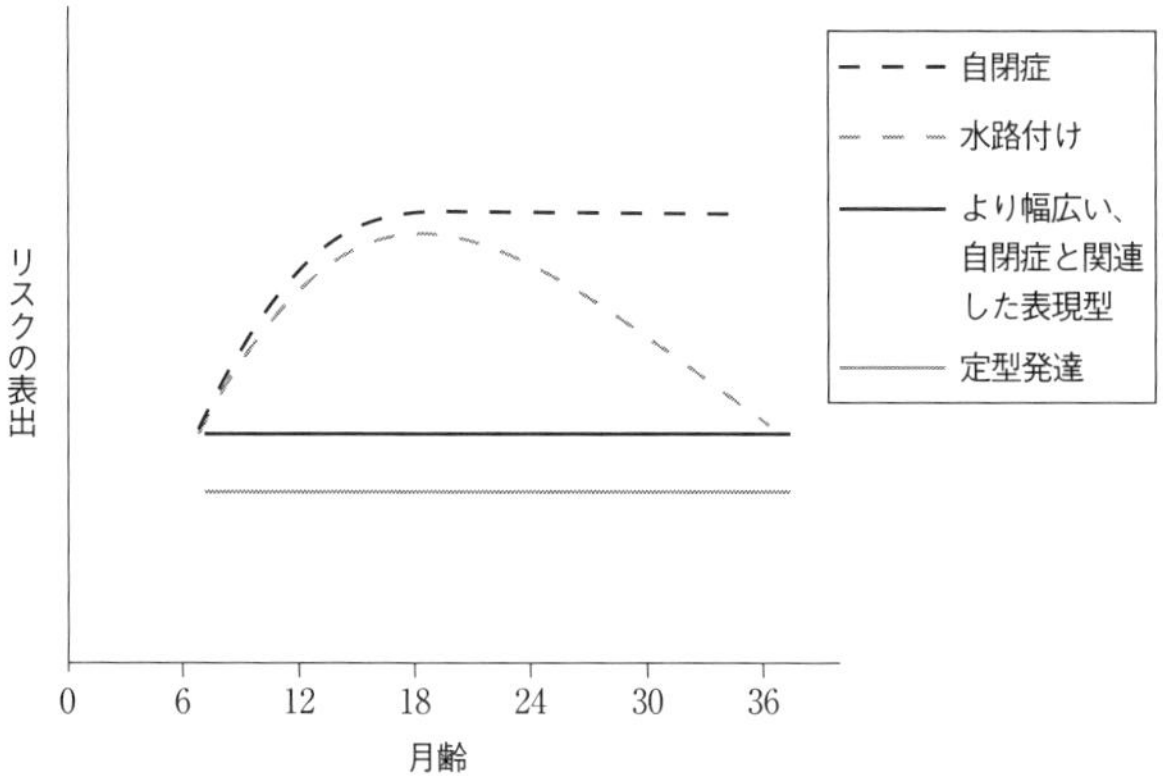

自閉症の揺らぎ

自閉症の発達には「ゆらぎ」がある可能性も考えられています。自閉症の特徴を発達させる場合（黒の点線）、発達させない場合（グレーの実線）だけでなく、2 歳前頃に自閉症と同じような行動や脳の働きを見せていても、その後定型発達の軌道に戻る場合（グレーの点線）もあるのではないか、と考えられています。Elsabbagh & Johnson（2010）より改変、転載。

数の研究からわかってきたのです。つまり、2歳の頃に自閉症の診断基準を満たしていた子どもたちのうち、3歳になると自閉症が「消える」ケースが見られることがわかってきた、ということもできます。

2歳前後に自閉症の診断基準を満たしていた子どもたちが、発達の過程でそういった行動の特徴を失い、定型発達の枠内に入っていく場合があります。この「自閉症が消える」という現象をどのように解釈するかは、研究者によって違います。「実際に自閉症が発達に伴って消える」「自閉症に向かっていた発達の軌跡が、何らかの理由で定型発達の軌跡に向かって変化する」（水路付け）と考えている研究者もいます。一方、「2歳児を対象に行われている診断は見落としや間違いの起こりやすいものであり、3歳児を対象に行われる診断ほど正確ではないのかもしれない」と考えている研究者もいます。

2歳前後に自閉症の診断基準を満たしていた子どものうち、3歳以降に診断を持ち続ける子どもと診断が消える子どもとの間で、脳機能の発達に違いは見られるのでしょうか。

早期発見と早期介入は、この「自閉症が消える」現象を増やすことができるのでしょうか。また、この「自閉症が消える」現象は、何歳くらいまで見られるのでしょうか。こういったことがわかってくれば、自閉症を抱えた方々に対する発達支援のあり方が、大きく変わってくる可能性があります。

さらに、発達初期に見られる自閉症の「ゆらぎ」は、自閉症という発達障害そのものに対する理解を変えるものになるかもしれません。

先ほど述べたように、これまで、自閉症は生物学的な要因によって「決まっている」発達障害であり、定型発達へと発達の軌跡を変えることはない、と考えられてきました。ところが、近年の研究結果からは、少なくとも生後数年の間は、自閉症と定型発達との間の境目は、これまで考えられていたほどはっきりと分かれていない可能性が示されてきています。

生まれ持った「個性」の違いが、脳機能が発達する過程でどのように現れ、自閉症という「障害」へとつながっていくのでしょうか。この発達の軌跡は、環境からの働きかけによってどの程度可塑的に変化するのでしょうか。

本書の最初の方で、自閉症の診断を受ける方々には大きな個人差があり、虹のような連続体（スペクトラム）をなしている、というお話をしました。この「自閉症スペクトラム」は、定型発達とくっきり分かれているわけではなく、定型発達の中での個人差とも連続する、さらに大きなスペクトラムをなしているのかもしれません。

さらに、それぞれの個人がこのスペクトラムのどこに位置するのか、障害側に位置するのか定型発達側に位置するのかは決まっているわけではなく、発達の過程で揺れ動くのかもしれません。また、この「ゆらぎ」に早期介入や支援で影響を与えることができるのなら、運動や食事に気をつけることで成人病を予防できるように、自閉症になりやすいリスクを持った子どもたちを、自閉症の行動特徴が出る前に支援し、発達の軌跡を変えることができるかもしれません。

強調しておきますが、これらの研究はまだ始まったばかりであり、はっきりと確認されたものばかりではありません。今後研究が進展するにつれ、当初の報告が確認されず、研究が振り出しに戻る可能性も少なくないのです。それでも、自閉症児の初期発達についての研究は、今後私たちの「自閉症」という現象への理解を、根底から変える可能性を持っています。

†自閉症のリスクと発達の可塑性

弟・妹研究の最も大きな目的は、自閉症の発達の始まりを探ることです。

ただ、弟・妹研究はそこに留まらず、自閉症と遺伝子、発達の関係について、新しい理解を与えてくれるものでもあります。例えば、自閉症の診断を受けた子どもたちと、定型発達を見せている自閉症児の兄弟姉妹、さらに自閉症児を兄弟姉妹に持たない定型発達児の三つのグループの間で、他人の動きを見ているときの脳の働きに違いが見られるかどうかを調べた研究があります。

この研究では、三つの分析結果が報告されています。

一つめのものは、自閉症の診断を受けた子どもたちだけに見られる脳の働き方です。自閉症の診断を受ける方々に特徴的な臨床像や、行動特徴と関係のある脳の働き方である、と考えることができます。

二つめのものは、自閉症児と兄弟姉妹に共通してみられる脳の働き方です。自閉症児だけでなく、自閉症児とある程度遺伝子を共有している兄弟姉妹にも見られる特徴であることから、自閉症の診断とは直接関係がない遺伝子の働きと関連した脳の働き方である、と考えることができます。自閉症者本人や家族に見られるような「才能」に関連する脳の働き方も、ここに含まれる可能性があります。

三つめのものは、自閉症児の兄弟姉妹にだけに見られる脳の働き方です。このパターンは、自閉症児本人には見られず、自閉症を抱えた兄弟姉妹がいない定型発達児にも見られません。つまり、「自閉症と関係のある遺伝子をある程度持っているにもかかわらず、定型発達を見せる」ことと関係している脳の働き方である、と考えることができます。この脳の働きを、「自閉症と関係のある遺伝子から自閉症の発達へとつながることを防ぐ働き」と解釈している研究者もいます。もしそうであれば、自閉症の診断を受けている子どもたちも、同じ「保護的な」脳の働き方を身につけることで、発達の軌跡をある程度変えることができるのかもしれません。

また、この「自閉症児の兄弟姉妹だけに見られる脳の働き方」は、人間の脳が持つ柔軟性、可塑性を現していると考えることもできます。

本章の最初の方でお話ししたように、自閉症を抱えた兄・姉を持つ方々のうち、大多数は自閉症の診断を受けることはなく、定型発達を見せることが知られています。つまり、自閉症と関連した遺伝子をある程度持っていたとしても、多くの場合はその「個性」が発達障害につながることはない、ということです。脳は、ある程度までは柔軟に発達の軌跡を変え、それぞれの個性に合った学び方をすることで、定型発達の軌跡へと進路を取るのかもしれません。

それぞれの個人が持つ遺伝子の組合せが、発達の過程でどのような相互作用を行うのか。家庭や社会での経験や学習は、個性とどのような相互作用を行い、脳の発達を促すのか。それらの複雑な発達の軌跡が、自閉症などの「発達障害」につながるのはどの場合なのか。自閉症児のご家族に協力いただいて行う研究は、遺伝子と環境、発達の複雑な関係についてより深く理解するうえで、かけがえのない知識を与えてくれます。

†自閉症の〝治癒〟とは何か

自閉症研究、特に初期発達について研究していると、これらの研究が自閉症の「回復」

や「治癒」につながるのか、という問いにぶつかることがよくあります。

本章でも、「自閉症からの回復」や「自閉症リスクからの保護」につながる、と主張している研究結果をいくつかご紹介しました。しかしながら、自閉症の治癒、発達障害の治癒とは何か、という問題は、そんなに単純ではありません。

一つめの大きな問題として、「発達」と「治癒」の境目は極めて曖昧《あいまい》である、というものがあります。例えば、定型発達の子どもが、自分でブランコを独り占めせず、お友達と順番に譲り合って遊べるようになったとしましょう。これは、その子どもの「発達」と呼んでよいと思います。それでは、その子どもが自閉症の診断を受けていたとしたらどうでしょう。これは子どもの「発達」の結果でしょうか、それとも「治癒」の結果でしょうか。

自閉症の診断を受けようが受けまいが、子どもはみな「発達」します。育ちに伴い、今までできなかったことができるようになったり、思いがけない才能を現したりします。こういった「発達」の過程と、発達障害が「治癒」する過程とを見分けることは、現実的にはそんなに簡単ではありません。ですので、発達障害を「治療」するというよりも、発達障害を抱えた子どもの育ちを「発達支援」するといったほうが、現実に即している気がします。

二つめの問題として、脳の働き方の「個性」が自閉症などの「障害」になるかどうかは、発達のそれぞれの段階で出会う環境によっても決まってくる、というものがあります。例えば、自閉症の診断基準に合うような他者との関わりの難しさやこだわりを持っていたとしても、本人が努力したり、周りから支援を受けたりして、学校に通い、授業を受けることができていたとしましょう。この時、自閉症は「治癒」しているのでしょうか。次に、同じ子どもが中学・高校に進学し、新しい環境で友達を作ったり、学校生活に適応したりすることが難しくなったとしましょう。このとき、自閉症は「再発」したのでしょうか。

この変化は、本人の変化というよりも、環境が変わり、適応するためにやるべきことがさらに難しくなったため、新たな困難さに直面している、といった方がよいような気がします。発達に伴って変化するのは当事者の脳の働きだけではなく、周りの環境や、そこに適応する難しさなどもまた変化します。この場合、定型発達児を基準として作られた環境に適応するためには、努力して「直感的ではない」やり方を学習する必要があります。このような人一倍の努力を、「治癒」ということばで片付けることはできないのではないでしょうか。

小学校から中学校への進学や、学校から職場への移行（就労）は定型発達者にとっても大きな挑戦ですが、こういった環境の変化やそれに伴う挑戦も、発達障害を考えるうえで欠かすことはできません。「治療」や「治癒」といったことばでは、こういった発達に伴う悩ましさを捉え切れていない気がしています。

もちろん、自閉症の「治癒」や「治療」について考えることにも、大きな意味がありますす。特に、de novo 変異や特定の遺伝子の変異によっておこるような、自閉症だけでなく、知的発達の困難さやてんかんなどを伴う、複雑で広汎な脳機能発達の障害に関しては、神経細胞の育ち方や神経伝達物質の働き方を解明し、そこに直接介入するような「治療」が効果を上げる可能性もあります。また、他者との関わりの難しさやこだわりなどを抱えやすい子どもたちを発達の初期に見つけ、それらの困難さを和らげるような早期発見、早期介入の方法を開発することには十分に意味があります。

これらの方法が確立され、一般に「処方」できるようになれば、子どもたちの日常生活への適応や社会参加を助け、彼ら・彼女らの個性が「障害」になることを防ぐことができるかもしれません。

†発達障害と発達

発達は子どもの頃だけでなく、生まれてから死ぬまで、一生続く過程です。

大人になったところで発達が終わるわけではなく、成人した後も、発達に伴って人は常に新しい問題や悩みに出くわし、新しい生き方を学びながら発達していきます。「老い」と呼ばれるものも、脳機能発達の観点から見たら、成長に伴って脳の働き方が変化する、発達の一部として捉えることができます。

自閉症などの発達障害を抱えた方についても、まったく同じことがいえます。赤ちゃんとして生まれ、子ども時代を過ごし、思春期を通りすぎ、大人になり、さらに発達を進めていく。それぞれの過程で、それぞれの方が持っている「個性」が社会参加を困難にする「障害」になることもあります。また、その「障害」を乗り越えたり、うまくよけたりして、日常生活や学業、就労に適応していく人たちも数多くいます。さらに、成長する過程で新しい環境に出会い、新しい悩みを抱え、新しい「障害」にぶつかるかもしれません。

発達障害を抱えているかどうかにかかわらず、発達は一生涯続くものです。それに伴い、発達障害の現れ方も、複雑に変化します。そのため、発達支援に関しても、「子どもの頃」

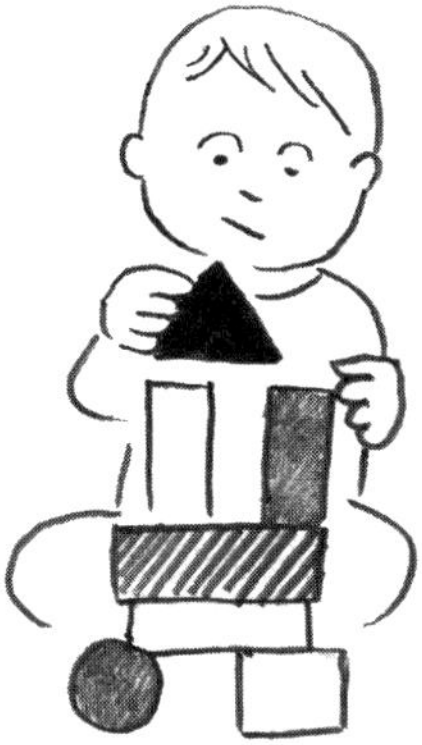

発達障害と発達

発達障害を持とうが持つまいが、子どもが育つにつれ、以前にはできなかったことができるようになったり、新しい環境で新しい問題に直面したりします。それに伴い、発達障害の現れ方も、子どもの育ちと共に大きく変化します。

だけに焦点を当てるのではなく、一生涯続く発達のなかで、それぞれのステップに合わせて、継続的に行われることが望まれます。日本でも、今後の発達支援体制が抱える課題の一つであるということもできるかもしれません。

また、自閉症などの発達障害が個人と社会との間に起こる現象である以上、自閉症の「治癒」について理解するうえでは、個人の脳機能や心の働きだけでなく、個人を取り巻く社会の状況についても考慮に入れる必要があります。発達障害と社会との関係についてはあまり研究が進んでいるとは言えませんが、いくつかわかってきていること、考えさせられる事例もあります。次の章では、自閉症と社会との関わりについて、お話ししていきたいと思います。

第8章 社会との関わりからみる自閉症

†自閉症は増えている？

「自閉症が年々増えている」という話がメディアで取り上げられることが時々あります。「自閉症は現代の病だ」「環境汚染物質が原因に違いない」「テレビゲームのせいだ」など、センセーショナルに騒がれることもあるようです。

この話には、まったく根拠がないわけではありません。たしかに、「自閉症の診断を受ける人が年々増えている」というのは事実なのです。ただ、「自閉症が増えている」主な原因は環境汚染物質でもテレビゲームでもなく、「社会からの理解」にある、と考えられています。

ここ数十年で、自閉症は広く世の中に知られるようになりました。第5章で少しだけご紹介したテンプル・グランディンやドナ・ウィリアムスをはじめ、数多くの「自閉症」を抱える当事者が、自伝を出版したり、メディアに登場したりしています。また、自閉症を抱える方々のご家族も、自閉症についての世の中の理解を深めるため、さまざまな活動を行っています。例えば、アメリカでは、自閉症者の家族が中心となってつくられた「Autism Speaks」など、啓蒙活動だけでなく、自閉症研究に出資したり、政府に働きかけたりして、自閉症研究の方向性に直接影響を与える当事者団体も生まれてきています。

日本でも、自閉症に関する理解は広がってきています。自閉症を抱える当事者やご家族のなかには、著書を出版したり、自伝が漫画化されたりして、自身の経験を広く世の中に発信されている方が少なからずいらっしゃいます。また、2005年に発達障害者支援法が施行されたことにより、学校教育や医療、保健、福祉の現場で働く人たちにも、自閉症とは何か、発達障害とは何かについての啓発活動や教育が幅広く行われるようになってきました。

このように、子どもと直接関わる職業の方々、さらには世の中全体で自閉症に対する理解が広がると、これまでは他の診断を付けられたり、困難さを理解されなかったりしていた方々の、「自閉症」の診断を受ける機会が増えると考えられます。本人やご家族が「もしかしてこれは自閉症なのではないか」と思い至る機会が増えたり、医療や保健、教育現場の方々が「自閉症」のサインに気づき、専門家を紹介する機会が増えたりしてくることが考えられるからです。

統計上、自閉症の診断を受ける方々が増えてきたのはなぜか。それは実際に「自閉症」を抱える方が増えてきたからではなく、「自閉症」を抱えているにもかかわらず、その困難さを理解されず、見落とされている方々が年々少なくなってきているからなのではないか、と考えられています。

もちろん、診断を付けるだけで問題が解決されるわけではありません。第2章でお話ししたように、自閉症などの診断は、それぞれの個人に合った支援の方法を見つけるための入り口にすぎないからです。

それでも、社会が「自閉症」という発達障害について理解を深め、支援の必要性を認識することは、とても大きな一歩です。例えば、日本で発達障害者支援法が施行される前までは、知的な発達に困難さを持つ「知的障害」にしか、支援は適用されませんでした。自閉症を抱えていても、知的能力が「高すぎる」ため支援が受けられない、という悩みを何度も耳にしたことがあります。

しかし、新しい法律ができ、発達障害が支援の対象として認識されることにより、このような問題が起こることはなくなりました。そういった意味では、自閉症などの発達障害が世の中に認識されることは、当事者や家族の「生きやすさ」を高めることに役に立つのではないか、と私は考えています。

自閉症などの発達障害は、個人と社会との間に起こる現象です。医学や教育の手法によって、発達障害を抱える個人に支援を行うことも大事ですが、個人を取り巻く社会が発達障害を理解し、発達障害を抱えた方の社会参加を阻んでいる「障害」あるいは「ハードル」をできるかぎり取り除いていくための環境整備も大事です。

ただ、社会制度や文化などの「社会的」な要因が、自閉症などの発達障害を抱える方々の発達に具体的にどのような影響を与えているのかについては、まだあまり研究は進んでいません。本章では、これまでに行われている研究から自閉症と社会との関わりについて考え、今後の課題についても議論していきたいと思います。

†自閉症と社会基盤

自閉症などの発達障害が社会から認識されるために必要なのは、世の中の理解だけではありません。もっと重要なことは、それぞれの個人が「医療や教育を受けることができるかどうか」です。

現代でも、数多くの国や地域では、経済的、社会的、あるいは地理的な問題から、医療や教育などの社会基盤が確立していません。こういった国で生まれ育つ子どもたちは、自閉症を抱えていたとしても、その困難さが理解されることも、支援を受けることも難しくなってしまいます。また、食料が行き渡らなかったり、伝染病の被害が大きかったりして、「生きる」ことそのものが大きなチャレンジである国では、発達障害の問題はどうしても後回しにされてしまいます。自閉症が理解され、支援されるためには、まず基本的な社会基盤が確立される必要があるのです。

こういった問題から、世界全体では自閉症を抱える方がどの程度いるのか、社会的、経済的、地理的な環境と自閉症との間にどのような関係があるのかについては、ほとんどわかっていません。これを根本的に解決するのは社会全体の問題ですが、研究者にもできることはあります。

例えば、経済的に豊かでない国や地域での発達障害を理解し、支援するために、より安価で使用しやすい検査法、支援法を開発することができるかもしれません。また、特殊な実験室、特殊な施設を建築しなくても、子どもたちが暮らす場所に出向いていって検査や支援ができるような、「持ち運びできる」検査法、支援法の開発も一つの解決策になります。もちろん、こういった安価で持ち運びできる検査法、支援法は、経済的に豊かでない国や地域での活動に留まらず、例えば日本でも離島や山間部など、大きな医療施設へのアクセスが難しい地域での発達障害の支援に役立つことも期待されます。

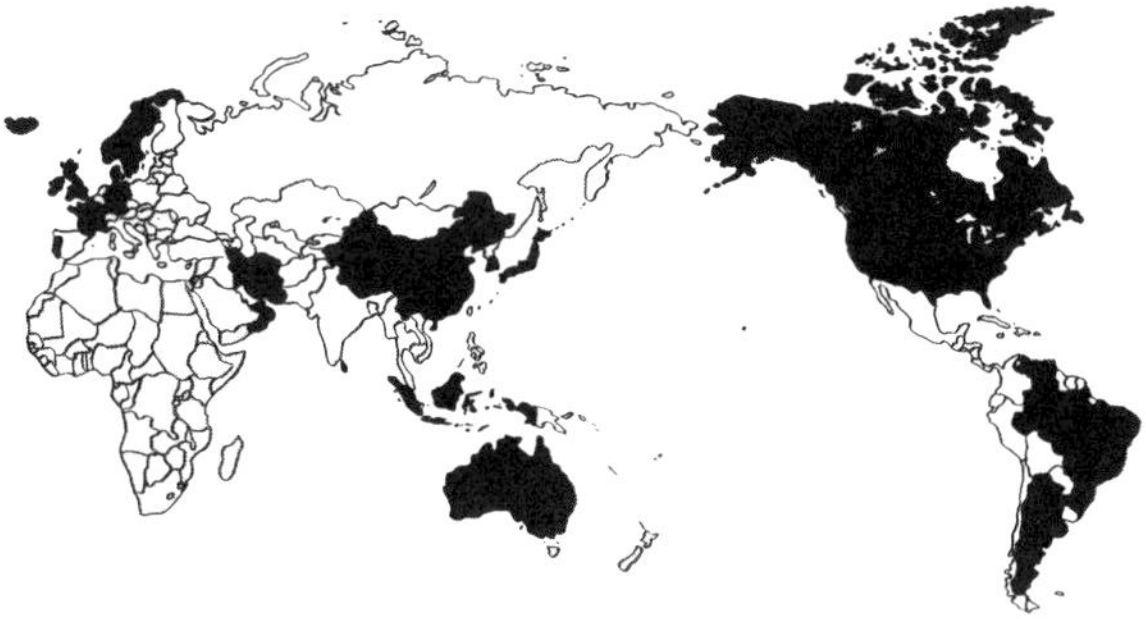

自閉症の診断を受ける人々の割合

自閉症についての疫学調査が報告されている国、地域。主に先進国からのデータに偏っており、発展途上国からのデータは大きく不足しています。

社会の側にある、経済的、地理的な「ハードル」を乗り越え、医療を届ける方法を開発することは、私が研究助成を受けている英国医学研究会議が重点的に推進している、大きな研究テーマの一つでもあります。

私の所属する研究センターでも、アフリカの子どもたちを対象に、栄養状態と心の発達、脳機能の発達との関係を調べる研究が進められています。私自身は、直接開発途上国で研究を行うには至っていませんが、子どもたちの家庭や学校に機材を持ち込み、その場で心の働きを詳しく検査するための技術開発に携わっています。こういった研究が進むことで、自閉症などの発達障害と社会基盤との関係について、今後理解が深まっていくことが期待されます。

†「自閉症」を翻訳する難しさ

医療制度が整った先進国の間では、人口中で自閉症の診断を受ける方々の占める割合はほぼ一定しています。

私は日英両国で自閉症を抱えた方々と関わっていますが、日本人であろうが、イギリス人であろうが、自閉症の特徴や困難さは、文化を越えて共通するものだと思っています。実際、アメリカやヨーロッパで書かれた自閉症者の自伝が日本でも広く読まれ、自閉症を抱えた方やそのご家族の共感を呼んでいたりします。逆に、自閉症を抱えた日本人が書いた著書がイギリス人のご家族の強い共感を呼び、その本が英語に翻訳されて出版された、という例も耳にしています。自閉症の診断基準は、アメリカやヨーロッパを中心に開発され、日本語などそれぞれの国のことばに翻訳されたものですが、基本的に、翻訳はうまく行っていると思います。

ところが、自閉症がどのように現れるのか、具体的にどのような診断基準を使えば自閉症をうまく診断できるのかについては、文化によって少しずつ異なる可能性もあります。米国精神医学会が出版した新しい診断基準でも、文化的な背景によって自閉症に関する特徴の現れ方が違ってくる可能性について述べられています。

例えば、アメリカやヨーロッパでの検査に含まれている項目として、「代名詞の逆転」というものがあります。これは、自分のことをいうときに「あなたが（You）」といい、相手のことを話すときに「私が（I）」という言動です。定型発達児でも、幼児期に見られることがある言動ですが、自閉症児により多く、より頻繁に、より長期にわたってみられる言動であることが知られています。

これを日本語に訳そうとすると、問題が出てきます。日本語では代名詞の省略が頻繁に見られるので、日常会話の中でいちいち「私が」「あなたが」とはいわないからです。つまり、「代名詞の逆転」という検査項目は、日本での自閉症の診断には役に立たない、ということになります。こういった、言語の違いによる問題をどう乗り越えるかは、診断基準を国際化するうえでの大きな問題となります。

また、社会的、文化的な文脈の違いによって、同じ診断項目の解釈が変わってくることもあります。例えば、定型発達者の中に見られる「自閉症的傾向」の個人差を調べる質問紙調査をイギリス、マレーシア、インドで実施した研究では、いくつかの項目が、イギリスとインドでは異なる捉えられ方をした可能性について議論しています。例えば、インドではごっこ遊びやふり遊びはあまり一般的ではないので、「ふり遊びをするかどうか」は、社会性の発達の指標としては役に立たないのではないか、と議論されています。

また、イギリスでは「自動車のナンバープレートなどの数字の並びに注意が向く」というのはこだわりの傾向を捉えることができる指標として使われています。

ところが、インドでは自動車のナンバープレートの数字には社会的、宗教的な意味があり、例えば777などの「よいナンバー」は高値で取引されているそうです。こういった文化圏では、自動車のナンバーに注意が向くのは社会的な意味があるため、こだわりの傾向を捉える指標としては使えない、ということになります。

ほかにも、「相手の話に飽きたとき、どのように伝えればよいかわかっている」という項目は、欧米ではコミュニケーションの能力を捉えることのできる指標として使うことができます。しかし、そもそも相手の話に「飽きている」ことを伝えることが失礼になる、という文化圏では、この行動は社会的には適当なものではありません。つまり、コミュニケーションの能力を捉える指標としては役に立たない可能性がある、ということになります。

どのような行動が社会的に適切なものであり、どのような行動が不適切なものになるか

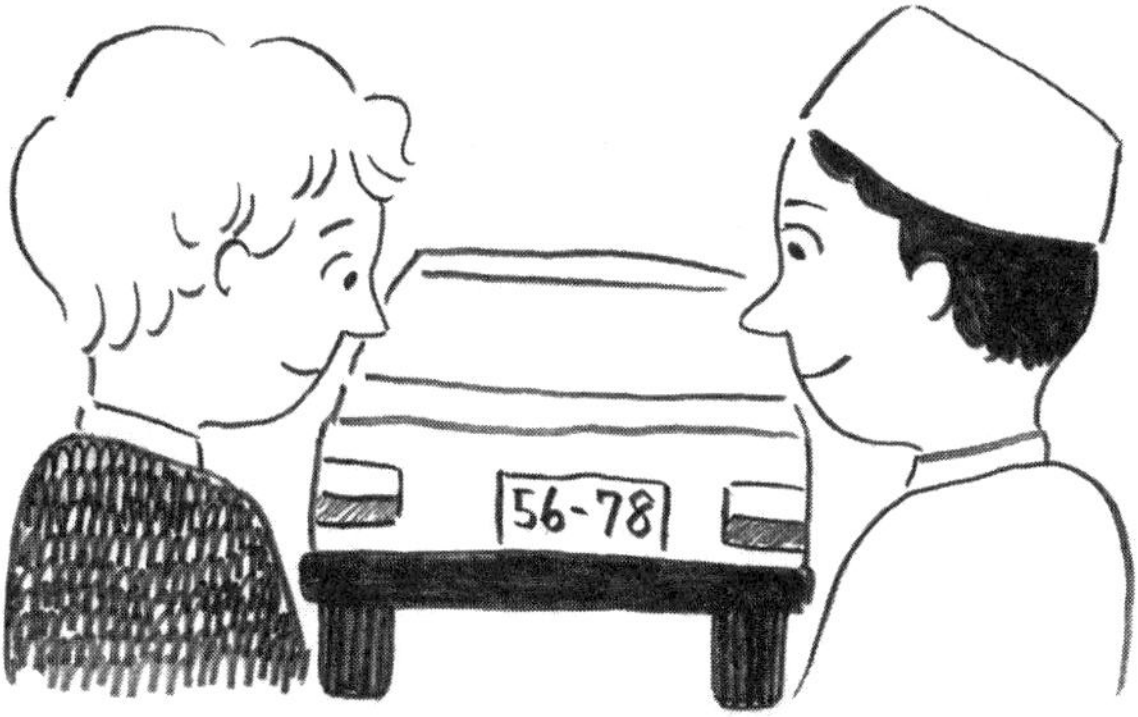

「自閉症」を翻訳する難しさ

車のナンバープレートの数字に興味を持つことは、イギリスでは「あまり見られない」行動ですが、インドでは社会的に意味のある、一般的なものです。どのような行動の特徴が自閉症と関係しているかは、文化によって異なります。

は、文化圏によってある程度は異なってきます。それに伴い、自閉症を抱えた方に見られがちな行動の特徴のうち、どれが「許容される」範囲の行動であり、どれが社会参加への「障害」となる行動であるかも、文化圏によって少しずつ違ってきます。

例えば、「それぞれの個人が自分の意見を持つこと」が重要視されているアメリカやイギリスの文化圏と、「周りの人たちの考えに合わせること」が重要視されている日本など東アジアの文化圏では、「相手の気持ちや場の状況を把握することの困難さ」がどの程度社会参加を阻む「障害」となるかの基準が変わってくることも考えられます。

このような文化の影響は、自閉症の診断や介入についての手法を、違う国、違う地域で適用するときには大きな問題になります。他の国で使われている診断基準や介入法を翻訳してそのまま使うのではなく、それぞれの国、それぞれの地域での社会的な環境、文化的な背景について配慮しながら、適切に調整することが必要です。

伝統的に、日本の精神医学や心理学の世界では、海外で行われている研究結果を「輸入」するとき、日本の文化に合わせた調整をうまくやっているように思います。もともと優れた研究や臨床の蓄積があることも、「輸入」をスムーズに行うことのできる理由の一つなのかもしれません。そのような精神医学、心理学の伝統がない国や地域に診断基準や介入法を導入する際には、翻訳で失敗することがないよう、それぞれの国や地域の文化的背景、社会的背景に対する深い理解が必要になります。

†自閉症者の心の働きと文化

文化的な環境、社会的な環境は、ある行動が「適切なもの」と判断されるかどうかに影響を与えるだけでなく、心の働きや脳の働きの発達そのものにも大きな影響を与えることが知られています。

例えば、日本や中国などの東アジア圏ではものごとを全体的に捉える傾向、文脈を重視する傾向が見られます。一方、北アメリカや西ヨーロッパなどの文化圏では、ものごとを個別に、要素に分けて把握する傾向が見られます。このような物事の捉え方の文化的な違いは、物事を理解したり記憶したりする心の働き方の発達に影響を与えることが知られています。

イギリスとシンガポールの自閉症児、定型発達児に、第5章でご紹介した「埋め込み図形検査」を行ってもらった研究があります。この結果、定型発達児は、イギリスでもシンガポールでも、埋め込まれた図形を見つける心の働きの発達には違いが見られませんでした。一方、イギリスの自閉症児は埋め込まれた図形を見つけることが得意だったにもかかわらず、シンガポールの自閉症児にはこのような傾向が弱い、という違いも報告されています。物事を全体的に、文脈に沿ってみることを大事にする東アジアの文化圏で育った自閉症児は、ものごとを個別に、要素に分けて把握することを大事にする西ヨーロッパの文化圏で育った自閉症児よりも図形を全体的に捉えようとする傾向が強かったのかもしれません。この研究結果は、自閉症を抱えた方々も、文化的な環境、社会的な背景によって、心の働き方の発達に違いが出てくる可能性を示しています。

自閉症を抱えた方々に特徴的な脳の働き、心の働きが社会的・文化的な背景によって変化するということは、自閉症の理解につながるだけでなく、より有効な介入法、支援法を開発するヒントになるかもしれません。例えば、自閉症を抱えた方がより才能を開花させやすい文化的、社会的な環境が見つかれば、そういった環境を整備することにより、自閉症を抱えた方々の日常生活や学業、就労への適応をスムーズにすることができるかもしれません。

私達の研究グループでは、日英両国の定型発達者と自閉症者にご協力をお願いし、文化的、社会的な背景の違いが心の発達、脳の発達に与える影響について研究をはじめたところです。このような研究が進めば、自閉症を抱えた方々の発達と社会との関係について、より理解が深まるはずです。さらに、もしうまく行けば、現在使われているものよりもさらに有効な支援方法の開発につながることも期待できます。基礎研究が実用化につながるには時間がかかりますが、まずは研究者としてできることから、少しずつ進めていきたいと考えています。

†自閉症の理解と社会・文化

もうひとつ、自閉症を含めた発達障害と社会との関係を考えるうえで避けて通れないのが、それぞれの社会、それぞれの文化が「発達障害」をどのように捉えているか、という問題です。

例えば、日本をはじめとした先進国のほとんどでは、自閉症は脳の発達の違いによって起こる障害である、と理解されています。ところが、国や地域によっては、発達障害を「神の不興《ふきよう》」や「呪い」などといった超自然的な原因によって起こるものである、と考える伝統が残っているところもあります。こういった文化圏では、発達障害を抱えた当事者は社会から隠され、隔離される傾向があります。こういった国や地域で、発達障害を抱えた当事者や家族が適切な支援を受けられるよう、啓蒙や教育に取り組んでいる研究者、実践家も存在します。

また、社会通念や伝統的な価値観が、自閉症の診断や支援に影響を与える可能性もあります。例えば、韓国で報告されている自閉症に関する文献をまとめた調査では、他の国であれば自閉症の診断を受けるような子どもたちが、韓国では「反応性愛着障害」という診断を受けることが多いと報告されています。

反応性愛着障害とは、長期間にわたるネグレクトや極めて環境の悪い児童福祉施設などで育つことにより、大人と愛着を形成できないことが原因で起こる障害です。例えば、共産党政権下のルーマニアの児童福祉施設など、極めて長期にわたり、ほとんど大人と接触する機会を与えられなかった子どもたちに、この反応性愛着障害が多く見られたことが報告されています。反応性愛着障害の診断を受ける方々は、自閉症と同じように他者との関わりに困難さを示しますが、常同行動やこだわりを見せることはほとんどありません。

この研究報告では、韓国で「自閉症」ではなく「反応性愛着障害」の診断が好まれる背景として、三つのことを挙げています。

一つめの理由は、反応性愛着障害はネグレクト（育児放棄）が原因で起こるので、愛着を高めるような治療で「治癒」する、と考えられていることです。二つめの理由は、自閉症は「遺伝」が関係する発達障害なので、家族全体に「汚名」が被せられるのに対し、反応性愛着障害では「悪いのは母親だけ」ということにできる、というものです。三つめの理由としては、産業化に伴う家族構成の変化が「現代の病」である反応性愛着障害を引き起こしている、という説明に説得力があるから、というものが挙げられています。

また、こういった社会通念と関係があるのかどうかはわかりませんが、仮に自閉症と診断されたとしても、行動療法など欧米で主流となっている支援や介入はほとんど行われていないようです。主流になっているのは、母親を対象とした精神分析や愛着を高める介入、音楽療法、遊戯療法などである、と報告されています。

もちろん、現在の韓国社会で、他国では見られないようなネグレクトが起こっている可能性を否定することはできません。ただ、この研究報告に示されているデータを見る限り、家族の名誉を重要視する文化が背景となり、子どもの発達障害を「冷たい母親」のせいにして、「愛情を注げば回復する」という偽の希望を与えていた「冷蔵庫母親説」の悲劇が、現代の韓国で繰り返されている可能性も否定できないように思われます。今後、実際の子どもたちの臨床像がより客観的に評価され、現在行われている愛着を高める介入が本当に有効な「治療」として機能しているのかを調べていく中で、より多くのことがわかってくるはずです。

韓国ほどではないかもしれませんが、「家」を、時には個人よりも大事にする文化的伝統は、現在の日本にも存在するように思われます。例えば、イギリスを始めとしたヨーロッパでは、発達支援は社会全体の責任で行うことになっています。一方、日本では、まだ発達障害は「本人と家族の問題」として、社会からの積極的な支援を行う必要性についての理解が深まっていないような気もしています。

また、遺伝決定論などの「遺伝」や「遺伝子」に関する誤解も、完全になくなっているとはいいがたいものがあります。しかし、「遺伝だから変えられない」「遺伝だから仕方がない」というのは、まったくの誤解です。もしかしたら、これは「生まれ」を気にする、日本の古い（非科学的な）慣習から来ている誤解かもしれません。もちろん、これまでの章で繰り返し述べてきたように、遺伝子と環境は相互作用しながらダイナミックな発達を生みだすものであり、何かを「決める」ものではありません。

日本の文化や社会に残る伝統は、自閉症を抱える当事者やその家族の「生きにくさ」に影響を与えてはいないでしょうか。社会に未だ残る自閉症への誤解や偏見は、本人や家族が自身の可能性を実現し、社会参加することを妨げてはいないでしょうか。もしそうであれば、こういった文化的な環境が、自閉症などの発達障害を抱えた当事者やご家族の社会参加を阻む「ハードル」になることを防ぐためには、日本の社会に何ができるのでしょうか。

日本で2005年に施行された発達障害者支援法には、「国民は、発達障害者の福祉について理解を深めるとともに、社会連帯の理念に基づき、発達障害者が社会経済活動に参加しようとする努力に対し、協力するように努めなければならない」という条文があります。自閉症に関わる当事者や支援者、医療や教育などの専門家は、発達障害がよりよく理解され、社会に受け入れられるよう、不断の努力を行っています。

こういった日本社会の変化は、自閉症などの発達障害を抱えた当事者の「生きやすさ」につながっているのでしょうか。また、日本文化の特徴、日本社会の独自性の中で、知らず知らずのうちに、発達障害を抱えた方々の「生きやすさ」につながっているものは存在するのでしょうか。

こういったことがわかってくれば、自閉症を抱えた当事者や家族に対する支援だけでなく、社会の側から何ができるのか、どのような環境を整えることができるのかについて、より多くのことがわかってくるのではないか、と期待しています。

†挑戦と希望

自閉症は、母親の育て方が原因ではなく、脳の育ち方の違いによって、他者との関わりに困難さを抱えたり、こだわりがあったりすることにより、日常生活や学業、就労に困難を抱える発達障害です。

それでも、「障害」が個人と社会との間に起こる現象である以上、自閉症を抱えた方の発達が社会からどのような影響を受けるのか、自閉症を抱えた方を社会がどのように理解し、受け止めているのかを理解するのは、とても重要です。また、自閉症を抱えた方々の「生きやすさ」や「生きにくさ」について把握し、問題点に対応していくためにも、自閉症を抱えた方々が育つ社会の有様について、よりきめ細かい理解が必要です。

社会や文化は、自閉症などの発達障害を抱えた方にとって、「ハードル」といった生やさしいものではなく、大きな「壁」となることもあります。この壁を壊し、発達障害を抱えた方の社会参加を実現するためには、壁の姿を正確に捉え、どのような対応ができるのかについて、政治や教育、医療などのさまざまな分野が一丸となって考えていく必要があります。発達障害者支援法は、この壁を壊すための大きな一歩ですが、これですべてが解決するわけではなく、今後も努力を継続するべきでしょう。社会に残る自閉症、発達障害への「無関心」や「誤解」と立ち向かうには、個人の努力だけではなく、行政や教育、企業などが一丸となって、世の中に広く知識を広めることが重要です。

一方、社会や文化の違いによって、自閉症を抱えた方々の脳の発達、心の発達が変わってくるという発見は、脳の可塑性の大きさについて改めて教えてくれると共に、自閉症を抱えた方々への介入法、支援法の開発へとつながる可能性もあります。自閉症を抱えながら、異なる文化で生まれ育つ方々は、それぞれの環境の違いにより、さまざまに異なった発達を見せているはずです。

こういった方々の育ちを詳細に調べることにより、それぞれの文化圏の特徴が、どのように自閉症を抱えた方々の社会参加を促したり、時には社会に適応するための脳の発達を支えたりしているかについて、より深い理解ができるはずです。こういった理解は、家庭や学校、発達支援施設などの「環境」を整備し、発達障害を抱えた方の「生きやすさ」を支えるためにも、欠かせない知識となるのではないか、と期待しています。

さて、ここまで、自閉症の診断から遺伝子との関係、心や脳の働き、発達についての理解、社会との関係と、これまでの研究からわかってきたことについて俯瞰してきました。次の章では、自閉症研究から見えてくる、「その他大勢」の人々、いわゆる「定型発達者」の心の働きについて考えていきたいと思います。発達障害を抱えていない状態、「定型発達」とは、いったい何なのでしょうか。

第9章 自閉症という「鏡」に映るもの

†定型発達症候群とは

もともとの出典がどこかはつかみ切れていないのですが、「定型発達症候群（Neurotypical Disorder）」ということばを耳にする機会が増えてきました。

私がはじめてこのことばを知ったのは、7〜8年前、とある国際会議で、ハーバード大学の研究者が発表の一部に使用したものを見たときでした。日本の自閉症当事者のコミュニティでも、同じ意味で「NT」という略語が使われていたようです。出典元によって少しずつ定義は異なりますが、一つ例を挙げると、「定型発達症候群」は以下のような基準（DSM-IV, Diagnostic and Statistical Manual for 'Normal' Disorder）で診断できる、とされています。

一つめの特徴は、「社会的に独立することの困難さ」です。例えば、他人の気持ちを自分のことのように感じる、という幻想を持つことがあります。つらいときや悲しいときに、慰めのために他人との過剰な接触を求めることもあります。相手の行動を必要以上にまねしたり、みんなで遊ぶことにこだわり、1人遊びができなかったりすることもあります。また、同じ「定型発達」の友人を持つことにこだわり、そうでない人のことを理解したり、友人関係を築いたりすることに困難さを見せることもあります。

二つめの特徴は、「コミュニケーションや創造性における困難さ」です。会話の内容を伝えるのには冗長な行動、例えば視線や表情、しぐさなどを多用することがあります。コンピュータなどの論理的でしっかりした趣味を持つことなく、ごっこ遊びやふり遊びなどの「社会的な遊び」にこだわることもあります。また、感情に合わせて不必要に声の調子を変えたり、逆に声の調子を必要以上にコントロールしようとする傾向が見られたりすることもあります。さらに、「いやだ」という意味で「どっちでもいい」ということばを使ったり、本当は嬉しくないプレゼントをもらったときに「ありがとう」といったり、メッセージを伝えるうえでは必要のない場面で「流行《はや》りことば」を使ったりと、ことばを意味の通り、正しく使うことができない傾向もみられます。物事をありのままに伝えることができず、「嘘」を多用するのも、大きな特徴の一つです。

三つめの特徴は、「幅の狭い活動や興味」です。例えば、手をひらひらさせたり、体を回転させたりと行った「常同行動」の必要性を理解することができないことがあります。風車が回るときに見える光の動きやそれぞれのパーツの構造、異なる材質の布が持つ肌触りの違いなど、物事の細部に気づくことができないこともあります。また、スポーツカーやブランドものの時計を持つことにこだわったり、必要もなくスマートフォンを持ち歩くことにこだわったりと、特に機能性のないものへのこだわりを見せることもあります。あるいは、部屋に置かれた花瓶の配置の変化など、環境の変化に気づくことができない傾向も見られます。他にも、集団の中での立ち位置を高めたり、友人にいいところを見せようとしたり、本来よりも自分を賢くみせようとしたりといった、限られた社会的な場面にしか興味を持つことができないという「興味の幅の狭さ」が見られることもあります。

定型発達症候群を持っていることは、日常生活や学業、就労の困難さにつながることもあります。例えば、まわりの人が何を考えているのか、他人から自分がどう見られているのかを気にしすぎて、自分の好きなことに没頭したり、自分の才能を伸ばしたりする機会を失ってしまうかもしれません。また、物事の細部に気づくことができず、「うっかりミス」を起こしてしまった経験を持つ方もいらっしゃるかもしれません。

人口中の98％程度が、この「定型発達症候群」の診断に当てはまるのではないか、と考えられています。本書を読まれている方の中にも、この診断基準に当てはまる方は数多くいらっしゃるのではないでしょうか。

もちろん、この「定型発達症候群」は医学的な話ではなく、自閉症者のコミュニティを中心に流行している、インターネット上のジョークに類するものだと思います。ただ、この「診断基準」を見るにつれ、定型発達者が「常識」として見逃しているさまざまな社会行動の特徴が、いかに不思議なものであるかについて、改めて実感させられます。

定型発達を持つ方々が大多数を占める社会では、この「症候群」の不思議さに気づくことは簡単ではありません。本書を読まれている「定型発達者」のみなさまの中には、「当たり前の発達」を「症候群」と呼ぶなんて許せない、と思う方もいらっしゃるかもしれません。ただし、自閉症を抱える当事者から見れば明らかなように、定型発達の特徴はただの「多数派」にすぎません。「当たり前のもの」でも、ましてや「正常な」ものでもなく、実に不思議であり、時には非合理的なものなのです。

それではなぜ、人口中のほとんどの人は「定型発達症候群」を持っているのでしょうか。なぜ、大多数の人は「他者」や「社会」にこだわってしまうのでしょうか。

†生物としてのヒトの特徴

人間は、霊長類の一種です。なかでも、チンパンジーやボノボ、ゴリラやオランウータンと同じ、「大型類人猿」に含まれます。生物進化の歴史の中で、霊長類の共通の祖先から枝分かれして、ニホンザルなどの旧世界ザル、リスザルなどの新世界ザル、そして人間を含む類人猿が進化してきました。

霊長類が進化してきた歴史の中で、脳の大きさは「社会」という環境に適応して進化してきたのではないか、という「社会脳仮説」が唱えられています。実際、霊長類の種ごとに見られる脳の大きさの違いは、それぞれの種が作る群れの大きさの違いによって最もよく説明できることが示されています。人間は最も大きな社会で暮らし、最も大きな脳を持っています。

社会脳仮説からは、人間を含む霊長類の脳、人間の脳は「社会」という問題を解くことに最適化されているのではないか、と考えることができます。例えば、群れが大きくなるにつれ、「人間関係」の組合せは爆発的に増えることになります。その中で、誰と誰が仲間で、どこが敵対関係にあり、それぞれの個人の間にこれまでどのようないきさつがあったかを把握するのは、計算としてはとても大変なものです。人間の「社会脳」は、このような複雑な人間関係を処理する役割を担っている、とも考えられています。多くの「定型発達者」にとって、人間関係の複雑さを把握するのがそんなに難しくないのは、この「社会脳」の働きによるものかもしれません。

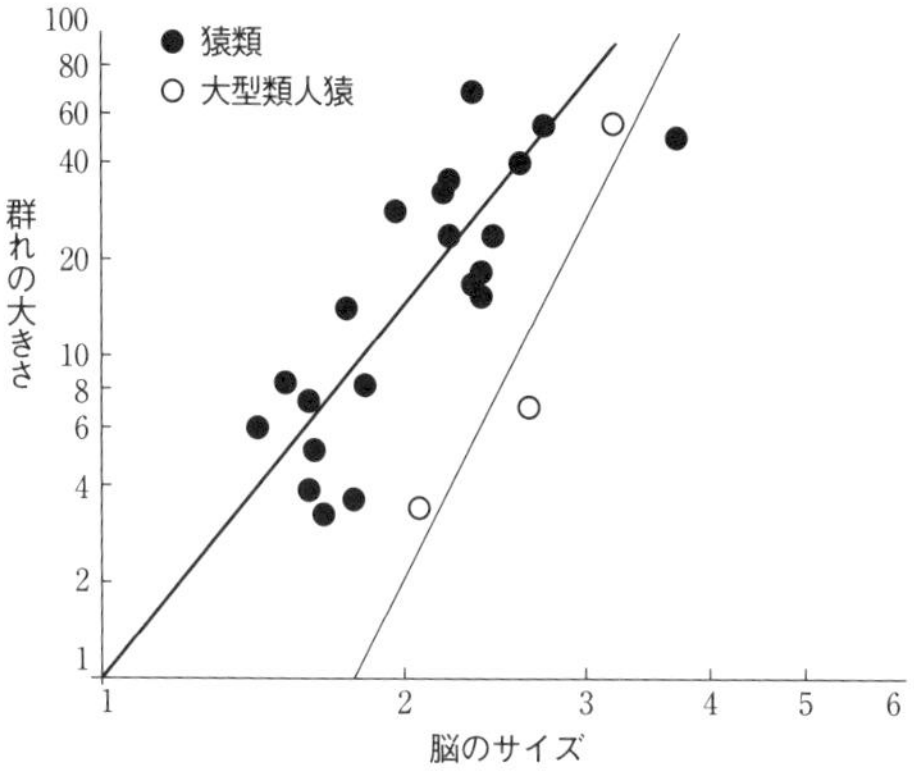

群れと人間関係

霊長類の脳のサイズと群れの大きさの関係。群れの大きさが大きくなるほど、脳のサイズが大きくなっていることがわかります。黒:猿類、白:大型類人猿。Dunbar (2007) より加工・転載。

もう終わってしまいましたが、ドラマ「渡る世間は鬼ばかり」にでてくる登場人物の数は膨大であり、それぞれが何十年にもわたる歴史の中で、複雑な人間関係を築いています。このドラマを深く楽しむには、この複雑な人間関係や、長年にわたる過去のいきさつを把握する必要があります。この複雑なドラマが長年にわたって、数多くの方々から愛されてきた事実だけを見ても、人間がいかに「人間関係」にこだわりを持ち、注意を向け続ける生き物であるのかがわかります。

イギリスにも、「コロネーションストリート」や「アーチャーズ」といったように、半世紀以上にわたって続いている連続ドラマが存在し、一定の支持を得ています。

また、大きな社会の中で生き延びるには、相手が何を考えているかを把握し、適切に振る舞う必要があります。相手と協力して仕事をするときにも、うまく「息を合わせ」「チームの一員として」振る舞うことが重要です。また、相手からだまされたり、出し抜かれたりしないよう、相手の様子を見ながら取引を進めることも、「社会脳」の働きの一つだと考えられています。

人間の文明や技術が発展し、人間の暮らす社会が大きくなるにつれ、脳が計算すべき「社会」という環境への理解・適応はより頭を使う、より困難な「問題」になってきます。この社会という問題を解く「社会脳」の働き方に個人差が出てきたとしたら、それは社会の中で生きていく「生きやすさ」に大きな影響を与えることでしょう。

もちろん、定型発達者に見られる「社会脳」の特徴は、望ましいものばかりではありません。先ほどいくつか例を挙げたように、「他者」や「社会」にこだわりすぎることにより、自分の才能を伸ばす機会を失うこともあるかもしれないからです。

さらに大きな問題として、「自分に似た人たちでグループを作り、自分と異なる特徴を持つ人たちを排除する」という心の働きは、「定型発達症候群」を抱えた人が持つ最もやっかいな「症状」のひとつです。人間の祖先が小さな社会で暮らしていた頃には、もしかしたらこういった心の働きは何かの役に立っていたのかもしれません。ただし、現代社会にある「いじめ」や「差別」、さらには「民族紛争」「宗教間の対立」といった大きな問題の多くには、この「身内びいき」「自分と違う他者への敵意」という非合理的な心の働きが関与しています。

†自然主義の誤謬

ここで一つ強調しておきたいのですが、「進化によって生まれた」特徴、「生物学的な特徴」は、決して「当たり前のもの」でも「正しいもの」でもありません。生物が自然に持っている特徴を「正しいもの」と誤解する心の働きは「自然主義の誤謬《ごびゅう》」と呼ばれています。人間が犯しやすい論理的な間違いの一つとして、科学や哲学の世界ではよく知られています。

例えば、ライオンの雄が（自分の子どもではない）子どものライオンを殺すのは、自分の子どもが生まれる可能性を高める、進化によって生まれてきた行動である、と考えられています。だからといって、「男が自分の子どもではない赤ちゃんを殺すのは自然で当たり前のことであり、罰するのは間違っている」という結論を主張する人はいないでしょう。また、細菌やウィルスが人間の免疫系を乗り越え、感染するのも進化によって生まれる特徴ですが、だからといって「ウィルスは進化した優れた生物であり、人間に感染するのも当然のことである。ウィルスの感染を防ごうとする試みは自然の摂理に背《そむ》いており、間違っている」という理屈にはなりません。論理学的にいうと、「〜である」ことは、「〜であるべきである」ことを意味しないからです。

同じように、人間の脳が社会的な問題を解くことに最適化して進化してきたからといって、「人間は社会脳の働きに従うのが正しく、社会の摂理に従うことができない自閉症者は間違っている」という理屈も、論理的には破綻しています。「進化によって生まれた」自然界の特徴は、ただ「そうである」だけであり、それを良いものとみるか悪いものとみるかは、見る側の問題です。生物進化の歴史によって、ある特定の価値判断を正当化することはできません。

人間の大多数を「定型発達症候群」が占めているのは、霊長類の進化の歴史、人類進化の歴史の結果なのかもしれません。また、人口の一定の割合を「自閉症者」が占めているのも、生物としての人間の特徴の一つです。人間が生物として持つ脳の働きの特徴、さらにその多様性にどのように向き合っていくかを決めるのは生物学などの自然科学ではなく、それぞれの個人、それぞれの社会が持つ価値観や倫理観です。ただ、自然科学は、その価値観や倫理観に疑問を投げかけたり、新しい視点を示したりしながら、判断の材料を増やす役割を果たしているのではないか、と私は考えています。

†定型発達者に満ちた社会の特徴

さて、話を戻します。「他者と関わることを好む傾向」「他者と同じような興味、関心をもつ傾向」は、定型発達者の大きな特徴の一つです。こういった心の働き、脳の働きの特徴は、人間社会や文化を築くうえで大きな役割を果たしています。

例えば、他人と協力したり、分業したり、取引したりすることは、社会の大きな役割の一つです。みんなで力を合わせたり、自分の得意なところに集中したりすることによって、1人では成し遂げることのできない成果を上げることは、人間社会の大きな利点の一つです。

また、他人の知識や好みに関心を持つことは、他人から学ぶ動機付けになります。人間が長い年月をかけて積み上げてきた文化的な知識を学ぶことは、人間社会の礎になっています。ことばや道具の使い方などの知識、社会的な慣習や法、文化や芸術などの理解は、「他人から学ぶ」こと、「他人に伝えること」によって成り立っています。

一方で、集団内での地位や立場にこだわったり、そのために他人の足を引っ張ったり、自分たちと異なる人たちを排除したりと、社会には機能的でない、困った面も数多くあります。それでも、他者と協力し他者から学ぶ心の働きは、人間が生きていくうえで欠かせない環境を生みだしています。新しい科学技術を生み出し、大きな経済圏を作り出し、個人では解けない問題を解いていく姿は、生物としての人間の特徴の一つなのかもしれません。

†定型発達者が多数を占める社会で生きる「少数派」

このような「社会」で生き残るうえで、「他者との関わりの困難さ」「(多くの他者が持っているものとは異なる) 独特な興味やこだわりの強さ」は、社会参加を阻むハードルになってしまいがちです。

例えば、他者の意図を読むことが困難だったり、他者と一緒に何かを成し遂げることへの関心が薄かったりしたら、チームワークが必要な仕事や、駆け引きが必要な仕事を成し遂げるのが難しくなるかもしれません。また、周りと同じものに興味を持ちにくかったり、自分の興味から注意を引きはがすことが困難であったりすると、学校教育の場面で、決められた時間内に大量の知識を学ぶことが難しくなるかもしれません。こういった意味では、自閉症とは、定型発達者が多数派を占める社会に参加することへの困難さ、ということもできるでしょう。

もちろん、こういった心の働きの特徴を持ちながらも、社会への適応を果たしている人も数多くいると考えられています。例えば、自閉症研究でも有名なサイモン・バロン＝コーエンの研究グループは、「自閉スペクトラム状態（Autism Spectrum Condition, ASC）」ということばを提唱しています。これは、自閉症を「発達障害」だけではなく、人間の個性の一つとして捉える動きです。

この考え方に基づけば、ＡＳＣの方のうち、その個性が日常生活や学業、就労を困難にしているものを「自閉症スペクトラム障害」と呼ぶことになります。また、「発達障害」を持たない人たちに関しても、それぞれの個人がどれだけ「定型発達」寄りか、それとも「自閉スペクトラム」寄りか、個性の違いについて考えることもできるようになります。

科学技術の進展や、社会構造の変化に伴い、現代社会は徐々にＡＳＣを持つ方々にとって生きやすいものになっているのかもしれません。例えば、ほとんど他人と会話することなく、精密な単純作業を繰り返し、間違いなく行うといった仕事は、定型発達者にとっては苦痛を伴う、つらい仕事かもしれません。一方、ASCを持つ方の中には、このような仕事を「天職」と感じる方もいらっしゃるかもしれません。どのような個性が「役に立つ」ものであり、どのような個性が「発達障害」として支援の対象になるのかは、ある程度は社会のあり方によって決まってきます。

ただ、特に他の発達障害を併せ持つことにより、自閉症は社会参加を阻む「発達障害」になりやすいことも、また事実であるようです。例えば、知的な発達やことばの発達に困難さを抱えている子どもについて考えてみましょう。この子どもが他者に強い関心を持っていたり、他者のまねをすることを好んだりする心の働きを持っていたなら、それらの心の働きを使って、ある程度まではことばや文化的知識を学べる可能性が出てきます。

ところが、知的な発達やことばの発達の困難さに加えて「自閉症」を併せ持っていた場合、周りの大人から学んだり、教育や介入、支援に反応したりするための「他者と関わる」場を持つことが難しくなってきます。知的な発達やことばの発達に問題がなければ、自分で本を読んだり、試行錯誤したり、周りの状況を遠くから観察したりして学ぶこともできるかもしれませんが、知的な発達やことばの発達にも困難を持っている場合、こういった「独学」も困難です。自閉症を抱えることで学習が困難になっている方々に対して、社会的な知識、文化的な知識をどのように届けるかは、発達障害の支援における最も重要で、難しい問題の一つです。

†「火星の人類学者」に学ぶ

テンプル・グランディンは、自分のことを「火星の人類学者」のようなものだ、と語ったことがあります。よくわからない行動をする「地球人」という生物を、科学的に観察し、分析することで理解しようとしている、といった意味なのだと思います。

定型発達者である我々の多くにとって、自分たちの行動の特徴、自分たちの社会の特徴を客観的に眺めることは簡単ではありません。他人との関わりやコミュニケーションを深く考えることなく、あまりに自然にこなしてしまうため、それがどれだけ複雑で独特な脳の働き、心の働きに基づいているかに気づくことはありません。自閉症者からの視点、ASCからの視点は、こういった定型発達者が抱えている「常識」を疑い、人間とは何か、人間社会とは何かについて考え直すきっかけになります。

少し話がとんでしまいますが、海外旅行をすると、自分がこれまで持っていた「常識」が普遍のものではなく、日本に独特のものであることに気づくことがあります。私が経験した例を挙げると、電車が常に時間通りにくることになっており、数分遅れただけで騒ぎになるのは世界でも珍しい現象であり、日本とドイツくらいでしか見たことがありません。私が現在暮らしているイギリスでも、電車が遅れるのは日常的なことです。「運転手が確保できなかったから電車を1本運休する」というアナウンスを聞くことも、そんなに珍しいことではありません。

電車は時間通り正確に運行するが、そのぶん運転手が強いプレッシャーの下で仕事し、休みを取りにくい社会と、電車は遅れたり運休になったりする一方、運転手がリラックスした環境で仕事をしたり、必要に応じて休みを取ったりすることができる社会。どちらがよいのかはわかりませんが、「電車は1分単位で正確であるべきだ」という「常識」の不思議さを考えるうえでは、よい経験になっています。

研究を通じて自閉症を抱えた方々と関わる中でも、同じようなことをよく感じます。人口の多数を占める「定型発達者」の心の働き、脳の働きは、決して「当たり前」のものでも、「普通」のものでもありません。定型発達者の脳がどのように「社会」という問題を

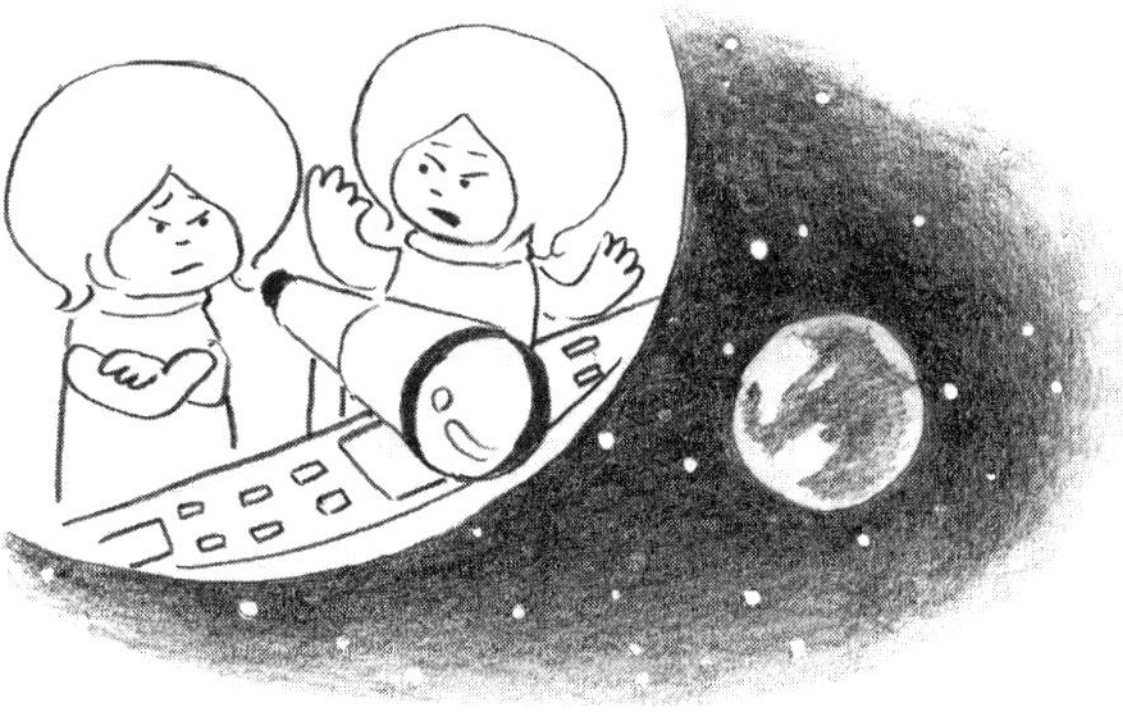

火星の人類学者

「火星の人類学者」から見ると、地球人の行動は不可解で、奇妙なものに映るかもしれません。

解いているのかを考えれば考えるほど、その複雑さに目がくらみます。他者と協力する心の働き。他者から学び、文化を伝える心の働き。自閉症を抱えた方々について学び、その困難さを理解しようとする中で繰り返し浮かび上がってくるのは、人間という動物が生みだす「社会」や「文化」の独自性や不思議さです。

定型発達の様相や、定型発達者が共有している社会のルールや慣習などを「当然のもの」として捉えることをやめたら、定型発達者とは少しずつ異なる心の働き、脳の働きを持つ方々、自閉症などの発達障害を抱える方々との接し方も変わってくるのではないでしょうか。例えば、日本を訪れている外国人に、「ここは日本なのだからみんな日本語を話し、約束の時間の5分前に集合し、箸《はし》を使い、空気を読め！」と怒るのは無茶な話でしょう。

相手がわからないところは何か、相手にどのようにこちらのやり方を伝えればよいのか、そして最も重要な点として、お互いにどこまで妥協し、折り合いをつけることができるか。自閉症などの発達障害と関わるうえでは、治療や介入といった視点だけでなく、こういった「異文化コミュニケーション」の視点が、今後ますます重要になってくるということができます。

さて、本書も終わりに近づいてきました。最終章となる次の章では、自閉症を含む「発達障害」とはなにか、そこから人間について、人間の社会について何を学ぶことができるのかについて、私見を述べたいと思います。

第10章

個性と発達障害

†「個性」か、それとも「発達障害」か

人はひとりひとり異なる「個性」を持っています。奇跡に近い偶然から生まれる、二つとない遺伝子の組合せを持ち、家族や地域、社会の中で、独自の経験を積みます。また、成長する過程でさまざまなことに興味を持ち、自ら学んだり経験したりする中で、二つとない個性、二つとない「人格」を育んでいきます。

個性には、「良い個性」も「悪い個性」もありません。積極的な人も消極的な人も、活動的な人も落ち着いた人も、みなそれぞれの個性に合った生き方を選び、日々の生活を送っています。2人として同じ個性を持った人がいない以上、他人と違う個性を持ち、他人と違う生き方を選ぶことは、自然なことのように思われます。

発達障害の基盤になっている脳の働き方、心の働き方も、それ自体は良いものでも悪いものでもなく、「個性」の一つにすぎません。ところが、発達障害の場合は、その個性が社会参加を妨げる「ハードル」になっており、日常生活や学業、就労などに困難さを抱えてしまうことになります。例えば、自閉症を抱えた方々では、「他者を理解し、他者と関わる」心の働きに違いが見られること、また、自分の興味や関心から注意を引きはがし、

まわりの状況に合わせることの難しさにより、日常生活や学業、就労に困難を来している
のではないか、と考えることができます。

また、もう一つ大事な点として、個性は「発達と共に変わる」ものです。例えば、子どもの頃に見られた「絵を描いたり色を塗ったりするのが好き」という個性は、生涯続く趣味になるかもしれませんし、本人の努力や環境との巡り合わせ次第では画家やデザイナーなどの職業につながる才能として開花するかもしれません。一方、周りと違うことをしたり、変わった趣味を持ったりする子どもをからかったり、いじめたりする悲しい環境で育った場合、個性が才能として開花するのは簡単ではないでしょう。定型発達であろうが発達障害であろうが、「個性」が本人のハードルになるのではなく、才能として開花するには、適切な環境で育ち、必要に応じて暖かい支援と理解を得る必要があります。

発達障害の診断を行い、日常生活や学業、就労のどこに「障害」あるいは「ハードル」を抱えているかを同定することで、支援を行うための方針を立てることができます。ただ、同じ「自閉症」や「ADHD」という診断を受けた方も、それぞれに個性的であり、才能や能力、障害の現れ方にはそれぞれ違いがあります。そのため、診断名で一括りにすることなく、それぞれの個人が抱えている困難さ、障害について細かく検証する必要がありま

す。

現代の精神医学が、どのような個性を「発達障害」と診断しているかを決めるのは、個性の特徴だけでなく、社会のあり方も大きな役割を果たしているように思われます。例えば、読み書きそろばんを必要としない社会では、読みや書き、計算の一部に困難さを抱える「学習障害」は日常生活への参加を妨げるものではないはずです。

また、「足が遅い」という個性は、現代社会では大きな問題を引き起こすことはありません。せいぜい、体育の授業や運動会で悔しい思いをするくらいです。ところが、狩りをしたり、長距離を移動する遊牧生活を送ったり、あるいは危険な動物や敵から逃げることが日常の一部であるような社会では、足が遅いことは社会への参加を妨げ、さらには生死に関わる「障害」になるかもしれません。

さらに、「コンピュータや携帯電話の操作、電気機器の配線がまったくわからない」という個性は、現代社会では「発達障害」として考えられることはありません。電気機器や情報機器が存在しなかった時代では、そのような「苦手さ」があること自体、気づかれることはなかったでしょう。ただ、今後情報化社会が進展し、情報機器の操作が日常生活に欠かせなくなったとしたなら、この「情報・電気機器操作障害」とでも呼んでもよいかもしれない状態が、「生きにくさ」につながる可能性は否定できません。もしそうなったとしたら、こういった困難さの基盤となる脳の働きや心の働きを調べたり、こういった困難さを抱える方にも操作しやすいインターフェイスをデザインしたりするなど、支援が必要になる可能性もでてきます。

時代や場所によって、また科学技術の発展によって、人間を取り巻く環境は大きく変わってきます。それに伴い、どのような個性が「役に立つ」ものであり、どのような個性が「困難さ」や「生きにくさ」につながるのかについても、変わってくるのでしょう。

†「発達障害」を研究する意味

また、科学や医学の発展に伴って、これまで見逃されていた「困難さ」が見つかる可能性もあります。

例えば、これまで読み書きや算数などが苦手なのに、「怠けている」「努力が足りない」といわれていた方々のなかに、特定の学習を難しくする脳の働き方の個性がみつかっています。現代の精神医学では、この個性が学習に困難さを引き起こす状態を、「学習障害」と診断しています。学習障害が「発見」されることにより、本人の努力不足を責める代わりに、学習の困難さを乗り越えるような介入法を開発し、本人の学びを支援することが可能になりました。

同じように、自閉症やADHDに伴う行動についても、「本人のわがまま」と切り捨てるのではなく、背景にある脳の働き、心の働きを理解したり、有効な介入法を開発したりして、適切な支援につなげることができます。

発達障害を抱えた方々の脳の働きや心の働き、さらにはその背景にある化学物質や遺伝子の働きなどを調べる基礎研究は、すぐにその場で当事者の役に立つわけではありません。多くの研究者が、数多くの可能性や理論を検証するために実証研究を行い、そのデータが蓄積される中で、これまでの理論が否定されたり、新しい理論が生まれたりしてきます。遠回りであるようにも思われますが、こういった基礎研究の積み重ねは、「障害」の背景にある遺伝子や細胞、脳、心の働きについて理解を深めたり、有効な支援法とそうでないものを見分けたりと、最終的には当事者や家族の役に立つことを目指しています。

残念ながら、自閉症やADHDなどの多くの発達障害に対して、すべてを解決する「決め手」になる支援法は未だ開発されていません。しかし、そこに「障害」があることが理解されることにより、世界中の研究機関、医療機関で、新しい介入法、新しい治療法に関する研究が進んでいます。これまでに開発された介入法に関しても、どの程度効果があるのかは常に検証が繰り返され、改良への努力がなされています。

特に、脳の可塑性、発達に伴う脳の変化についてより深く理解することは、有効な支援を見つけるうえで今後ますます重要になってくると思われます。発達に伴って「障害」につながる可能性がある脳の働きを、その変化が起こる前に、先回りして対応する。早期発見、早期介入は、発達障害に対する支援のあり方を変えるものになるかもしれません。

もちろん、このような介入が意味のあるものになるためには、効果の有無を検証すること、また、本人の個性や才能を押さえ込んでしまうような「副作用」がないことを十分に確認することが必要になってきます。アメリカやヨーロッパでは、すでに数多くの早期発見、早期介入研究が始まっています。子どもの発達を追いかける研究には時間がかかりますが、これらの研究結果が報告される頃には、自閉症などの発達障害の早期発見や早期介入の効果について、実際のデータを見ながら考えていくことが可能になるはずです。

同時に、当事者や家族を中心とする活動が、社会の側から「障害」を取り除くきっかけになることもあります。発達障害の実体について広く啓蒙活動を行い、政治に働きかけることにより、発達障害を抱える方々の「生きやすさ」につながる支援や環境整備を引き起こすことも可能かもしれません。

さらに、当事者が研究者や実践家と意見を交換することにより、研究の流れに影響を与えることも、アメリカなどを中心に起こり始めています。発達障害が「個性」と「社会」の間にある現象である以上、医療や教育など、社会の側からの個性への働きかけだけでなく、自閉症を抱える当事者、現代社会と折り合いを付けるのが難しい「個性」を持つ個人の側から社会に働きかけ、住みやすい環境を作る活動も、今後重要になってくると思われます。

それぞれの個人が持つ「個性」が「社会」と出会い、そこでの関係性がうまく行かない場合、その個性を持つ方々が社会参加を阻まれる「障害」が生まれます。だとすれば、個人の育ち、社会の環境にそれぞれ働きかけることで、「個性」が「障害」につながることを防ぐことも可能なはずです。

個性についての理解、社会についての理解、それらの「可塑性」への理解。基礎研究が検証すべき問いは、数多く残っています。

†優生学はなぜうまく行かないか

ところで、個人差や人間の多様性、その基盤となる遺伝子や脳などの「生物学的背景」について語るとき、よく現れる「亡霊」がいます。

この亡霊は、「優生学」と呼ばれています。優生学は、「生物学的に優れた人間こそが子孫を残し、増えるべきである」という主張です。過去には、欧米の植民地政策を正当化したり、ナチスドイツの大虐殺を正当化したりするために使われたこともあります。

優生学は、いわゆる「疑似科学」に分類されます。科学的な主張のふりをしていますが、実際には非科学的である、といったものです。優生学が科学として破綻している最も大きな理由は、人間のどのような特徴が「優れている」のか、科学から導くことは不可能である、ということです。例えば、コンピュータの操作や、インターネット上での情報収集、ソーシャルメディアでの発信力に関わる心の働きは、現代社会で生きていくうえで「役に立つ」心の働きであるということもできます。100年前の人間に、この心の働きが役に立つことが想像できたでしょうか。このような心の働きを持つ人を選抜することができたでしょうか。

どのような特徴が「役に立つ」のかは、時代や環境、社会のあり方によって大きく異なります。また、社会や環境の変化、科学技術や経済の発展に伴って、社会的な環境は大きく変化します。将来どのような社会が生まれるのか、その社会でどのような特徴が「役に立つ」のかを予測することは、ほぼ不可能です。ましてや、どのような心の働きが「優れている」のかを科学的に知ることは、無理な話です。

優生学が使う「優れた特徴」ということばが意味するものは、このように「生きていくのに役に立つ」というものではありません。第9章で挙げたような、「身内びいき」や「自分と異なる他者への敵意」に基づいたものであることがほとんどです。例えば、「白人は有色人種よりも生物学的に優れている」「貴族は庶民よりも生物学的に優れている」といった、実際に過去に行われた優生学的主張は、身内びいきの最たるものです。

発達障害を抱えた方々も、この「優生学」の敵意にさらされることがあります。ナチスドイツの虐殺の対象には、ユダヤ人などの少数民族に属する方々だけでなく、いわゆる「障害」を抱えていた方々も含まれていました。もちろん、個性の違いそのものに優劣など存在せず、その時代、その社会での「生きやすさ」に違いが出てくるだけです。発達障害は、個人の優劣の問題ではなく、個性と社会の接点に現れる現象なのです。

†アインシュタインが成功する社会

発達障害を抱えた方が「劣っている」という優生学の考え方は、科学的な根拠のないものです。

一方、第5章で紹介したように、自閉症などの発達障害が、現代の社会通念から見て「優れた」といってもよいような才能を開花させる例も多く報告されています。また、人類の歴史の中で「最も優れた」頭脳、といってもよいような人物の中に、自閉症などの発達障害を抱えた方がいたのではないか、と主張する研究者もいます。

例えば、バロン＝コーエンは、アインシュタインやニュートンなどが「自閉スペクトラム状態（ASC）」だったのではないか、と主張しています。アインシュタインはことばの発達が遅く、5歳頃まではことばが出なかった、という記録も残っています。もちろん、診断を行うには詳しい生育歴を聞き取ったり、専門家が行動を観察したりする必要がありますので、歴史的な人物の心の特徴を調べることは不可能です。ただ、この2人はとても「個性的」な存在であり、自閉症の診断基準に一致するようなエピソードを数多く残している、というのは確かなようです。

この2人の子ども時代に「優生学者」が現れて、「この子どもは生物学的に劣っているから、教育を受けさせても意味がない」と主張したとしたらどうでしょう。そういった主張が原因で、本人たちが自分に自信を失ったり、本人の才能を伸ばし、可能性を追求することを阻まれたりしていたとしたらどうでしょう。科学の発展は、大きく妨げられることになっていたはずです。我々の住む世界に対する理解、科学の発展は、今とは大きく違うものになっていたかもしれません。

現在、発達障害を抱えて悩み、日常生活に苦戦している子どもたちの中にも、人類の未来を変えるような発見をする人がいるかもしれません。また、生活や安全を大きく変える技術を開発したり、人の心を動かす芸術を生みだしたりする人がいるかもしれません。また、そんなたいそうな話でなくても、社会の一員として活躍し、人の役に立ち、自分の才能を開花させる可能性は、発達障害を抱えているか抱えていないかにかかわらず、すべての人が持っているもののはずです。

大きく変わる社会の中で、次の時代を切り開く才能がどのようなものか、現代に生きる私達が推しはかることには限界があります。環境が変わり、科学技術が発展すると、これまではあまり重要視されていなかった個性、注目されていなかった才能が、成功や発展の鍵になることもよくあります。技術の進歩が加速し、次々と新しい問題が起こる現代の世界、近未来の世界において、多様な個性を尊重し、さまざまな個性を持った人々が「生きやすさ」を感じる社会では、新しい才能が次々と開花され、時代を切り開くことも容易になってくるでしょう。

個性が発達障害となるのを防ぐため、新しい介入法や支援法を開発したり、社会環境を整えて社会参加を容易にしたりすることは、発達障害を抱えた当事者や家族だけの問題ではありません。多様な個性が共存し、才能を開花できる社会制度や社会環境を整えることは、社会全体に大きな利益をもたらすものとなるはずです。

発達障害を抱えた方々が、社会から「保護される」存在ではなく、社会の一員として参加し、新たな価値を生みだし、自分の可能性を存分に実現する社会。そういった社会が実現すれば、これらの個性を「発達障害」と呼ぶ必要もなくなるでしょう。そのような社会を実現するために、現代社会に生きる我々が解くべき問題は少なくありません。それでも、目指す価値のある未来だと思います。

基礎研究者である私には、できることは限られています。それでも、発達障害を生みだす心の働きや脳の働きの特徴を解明できれば、そこに焦点を当てた支援につなげることもできるかもしれません。また、発達障害を抱えた方々の「生きやすさ」につながる社会の特徴を、どこかの国や地域、どこかの社会で見つけることができれば、その特徴を使った支援方法を開発したり、社会環境や法整備に新たな提言を行ったりすることも可能かもしれません。道は長く、平坦ではありませんが、発達障害を抱えた方やご家族、支援者のみなさまのお力をお借りしながら、今後もこつこつ研究を続けたいと考えています。

おわりに

自閉症研究を行うなかで、「当事者」でも「支援者」でもない、基礎研究者としての私の立場は、時として悩ましいものでもあります。当事者の1人として声を上げることもできませんし、医師や教育者などの支援者として「こうすればよい」という処方箋を書くこともできません。もちろん、最終的には当事者や支援者の方々の役に立つ研究ができればと考えていますが、基礎研究が実用化されるには、多くの場合長い時間がかかります。

筑摩書房の小船井健一郎さんから、「発達障害に関する本を執筆して欲しい」という依頼を受けたとき、当事者でも支援者でもない私が、どのような内容を発信できるのだろう、という不安もありました。ただ、基礎研究者として経験してきた、自閉症研究の大きな変化についてお伝えできれば、何かお役に立つかもしれないとも考え、執筆を決意しました。

自閉症研究の世界は、この十数年で本当に大きく変わりました。かつては臨床心理学や発達心理学、児童精神医学の現場で小規模に行われていた研究は、脳科学の進展や、主にアメリカでの大規模で重点的な研究助成などにより、医学や脳科学、心理学全体の中でも、極めて大きな研究分野へと成長しました。ハーバード大学やイェール大学、カリフォルニア大学のいくつかなど、アメリカの一流大学の多くに巨大な自閉症研究センターが設立され、遺伝子から脳、行動、介入、支援に関する研究まで、これまで見たことがないほど大規模な研究が行われています。

また、これらの大規模な研究センターはネットワークを構築し、データを共有したり、共同プロジェクトを立ち上げたりと、さらに研究の大型化が進んでいます。ヨーロッパでも、EUの支援を受けながら、ヨーロッパ全体での自閉症研究ネットワークが立ち上がろうとしています。弟・妹研究などの大規模研究が実現されたのも、こういった自閉症研究の大型化による結果です。このような大規模研究によって、これまでは謎だった自閉症の遺伝子や脳の働き、診断を受ける前の生後数年の発達の様子についても、次々と新しい発見が報告されています。

本書では、自閉症研究の最先端について、できるだけわかりやすくお伝えすることを目的としました。また、研究結果をそのまま書くだけではなく、その背景や、研究の流れ、さらには研究結果を解釈する際の注意点なども含めて解説するよう、努力しました。

ただ、専門的な内容の話ですので、どうしても難しかったり、わかりにくかったりしたところも出てきたかもしれません。また、私の専門分野が自閉症に限られるため、ADHDや学習障害など、他の発達障害についての解説を行うことはできませんでした。どうぞ、ご容赦いただきますようお願いいたします。

私が自閉症研究を行ううえで、日英両国の自閉症を抱える当事者やご家族、支援者のみなさまからの温かいご協力をいただいています。特に、武蔵野東学園の児童、生徒、卒業生のみなさまやご家族、教師のみなさまには、10年以上にわたり、お力をお借りし続けています。

また、すべての共同研究者の名前を挙げることは紙幅の都合上できませんが、世界中の数多くの研究者と共同で研究を進めることにより、1人ではできない規模の研究を進める幸運を得ています。特に、自閉症研究に関しては、東京大学長谷川・齋藤研究室のみなさまや、東條吉邦先生、谷口清先生、菊池由葵子さん、明地洋典さん、マーク・ジョンソン、ビクトリア・サウスゲート、ウタ・フリス、サラ・ホワイト、リズ・ペリカーノ、ティム・スミスなど、数多くの方に共同研究者としてお世話になっています。この場をお借りして、改めて御礼申し上げます。

本書の執筆に際しては、茨城大学の東條吉邦先生・菊池由葵子さん、東京電機大学の明地洋典さん、アスペ・エルデの会の赤木慎一さんに貴重なコメントをいただきました。また、イラストレーターの加藤淳一さんには、暖かく、わかりやすい図版を描いていただきました。また、小船井健一郎さんをはじめ、筑摩書房のみなさまには、出版の全過程において暖かいご支援をいただきました。この場をお借りして、篤く御礼申し上げます。

２０１３年12月１日

千住淳

参考文献

第1～2章

American Psychiatric Association（2013）Diagnostic and statistical manual of mental disorders（5th ed.）, DSM-5. Washington, DC: Author.

第3章

Abrahams BS, Geschwind DH（2008）Advances in autism genetics: on the threshold of a new neurobiology. Nature Review Genetics 9: 341-355.

第4章

Senju A（2013）Atypical development of spontaneous social cognition in autism spectrum disorders. Brain and Development 35: 96-101.

Senju A, Johnson MH（2009）Atypical eye contact in autism: Models, mechanisms and development. Neuroscience & Biobehavioral Reviews 33: 1204-1214.

第5章

Dakin S, Frith U (2005) Vagaries of visual perception in autism. Neuron 48: 497–507.

Zwaigenbaum L, Bryson S, Rogers T, Roberts W, Brian J, et al. (2005) Behavioral manifestations of autism in the first year of life. International Journal of Developmental Neuroscience 23: 143–152.

第6章

Domes G, Heinrichs M, Kumbier E, Grossmann A, Hauenstein K, et al. (2013) Effects of Intranasal Oxytocin on the Neural Basis of Face Processing in Autism Spectrum Disorder. Biological Psychiatry 74: 164–171.

Courchesne E, Campbell K, Solso S (2011) Brain growth across the life span in autism: Age-specific changes in anatomical pathology. Brain Research 1380: 138–145.

第7章

Elsabbagh M, Johnson MH (2010) Getting answers from babies about autism. Trends in Cognitive Sciences 14: 81–87.

Helt M, Kelley E, Kinsbourne M, Pandey J, Boorstein H, et al. (2008) Can Children with Autism Recover? If So, How? Neuropsychology Review 18: 339–366.

Kaiser MD, Hudac CM, Shultz S, Lee SM, Cheung C, et al. (2010) Neural signatures of autism. Proceedings of the National Academy of Sciences 107: 21223–21228.

第8章

Elsabbagh M, Divan G, Koh Y-J, Kim YS, Kauchali S, et al.（2012）Global Prevalence of Autism and Other Pervasive Developmental Disorders. Autism Research 5: 160–179.
Koh H, Milne E（2012）Evidence for a Cultural Influence on Field-Independence in Autism Spectrum Disorder. Journal of Autism and Developmental Disorders 42: 181–190.
Freeth M, Sheppard E, Ramachandran R, Milne E（2013）A Cross-Cultural Comparison of Autistic Traits in the UK, India and Malaysia. Journal of Autism and Developmental Disorders: 1–15.
Kang-Yi C, Grinker R, Mandell D（2013）Korean Culture and Autism Spectrum Disorders. Journal of Autism and Developmental Disorders 43: 503–520.

第9章

DSN-IV（The Diagnostic and Statistical Manual of 'Normal' Disorders）. http://isnt.autistics.org/dsn.html
千住淳「社会脳の発達」東京大学出版会、２０１２年

第10章
サイモン・バロン＝コーエン「共感する女脳、システム化する男脳」NHK出版、2005年

ちくま新書
1053

自閉症《じへいしょう》スペクトラムとは何《なに》か
――ひとの「関《かか》わり」の謎《なぞ》に挑《いど》む

二〇一四年一月一〇日　第一刷発行
二〇二一年六月一五日　第五刷発行

著者　千住淳（せんじゅう・あつし）
発行者　喜入冬子
発行所　株式会社 筑摩書房
東京都台東区蔵前二―五―三　郵便番号一一一―八七五五
電話番号〇三―五六八七―二六〇一（代表）
装幀者　間村俊一
印刷・製本　株式会社 精興社

ISBN978-4-480-06749-4 C0247

ちくま新書

762
双極性障害
――躁うつ病への対処と治療
加藤忠史
精神障害の中でも再発性が高いもの、それが双極性障害(躁うつ病)である。患者本人と周囲の人のために、この病気の全体像と対処法を詳しく語り下ろす。

677
解離性障害
――「うしろに誰かいる」の精神病理
柴山雅俊
「うしろに誰かいる」という感覚を訴える人たちがいる。高じると自傷行為や自殺を図ったり、多重人格が発症することもある。昨今の解離の症状と治療を解説する。

361
統合失調症
――精神分裂病を解く
森山公夫
精神分裂病の見方が大きく変わり名称も変わった。発病に至る経緯を解明し、心・身体・社会という統合的視点から、「治らない病」という既存の概念を解体する。

940
慢性疼痛
――「こじれた痛み」の不思議
平木英人
本当に運動不足や老化現象でしょうか。家族から大袈裟といわれたり、未知の病気じゃないかと心配していませんか。さあ一緒に「こじれた痛み」を癒しましょう!

319
整体 楽になる技術
片山洋次郎
心理学でいう不安は整体から見れば胸の緊張だ。腰椎を緩めれば解消する。不眠などを例に身体と心のコミュニケーションを描き、からだが気持ちよくなる技術を紹介。

998
医療幻想
――「思い込み」が患者を殺す
久坂部羊
点滴は血を薄めるだけ、消毒は傷の治りを遅くする、抗がん剤ではがんは治らない……。日本医療を覆う、根拠のない幻想の実態に迫る!

982
「リスク」の食べ方
――食の安全・安心を考える
岩田健太郎
この食品で健康になれる! 危険だから食べるのを禁止する? そんなに単純に食べ物の良い悪いは決められない。食品不安社会・日本で冷静に考えるための一冊。

ちくま新書

363
からだを読む
養老孟司
自分のものなのに、人はからだのことを知らない。たまにはからだのことを考えてもいいのではないか。口から始まって肛門まで、知られざる人体内部の詳細を見る。

434
意識とはなにか
――〈私〉を生成する脳
茂木健一郎
物質である脳が意識を生みだすのはなぜか？　すべてを感じる存在としての〈私〉とは何ものか？　人類に残された究極の問いに、既存の科学を超えて新境地を展開！

970
遺伝子の不都合な真実
――すべての能力は遺伝である
安藤寿康
勉強ができるのは生まれつきなのか？　IQ・人格・お金を稼ぐ力まで、「能力」の正体を徹底分析。行動遺伝学の最前線から、遺伝の隠された真実を明かす。

986
科学の限界
池内了
原発事故、地震予知の失敗は科学の限界を露呈した。科学に何が可能で、何をすべきなのか。科学者の倫理を問い直し「人間を大切にする科学」への回帰を提唱する。

954
生物から生命へ
――共進化で読みとく
有田隆也
「生物」＝「生命」なのではない。共進化という考え方、人工生命というアプローチを駆使して、環境とのかかわりから文化の意味までを解き明かす、一味違う生命論。

942
人間とはどういう生物か
――心・脳・意識のふしぎを解く
石川幹人
人間とは何だろうか。古くから問われてきたこの問いに、認知科学、情報科学、生命論、進化論、量子力学などを横断しながらアプローチを試みる知的冒険の書。

570
人間は脳で食べている
伏木亨
「おいしい」ってどういうこと？　生理学的欲求、脳内物質の状態から、文化的環境や「情報」の効果まで、さまざまな要因を考察し、「おいしさ」の正体に迫る。

ちくま新書

525
DNAから見た日本人
斎藤成也
急速に発展する分子人類学研究が描く、不思議で意外なDNAの遺伝子系図。東アジアのふきだまりに位置する〝日本列島人〟の歴史を、過去から未来まで展望する。

381
ヒトはどうして老いるのか
――老化・寿命の科学
田沼靖一
生命にとって「老い」と「死」とは何か。生命科学の成果をもとにその意味を問いながら、人間だけに与えられた長い老いの時間を、豊かに生きるためのヒントを提示する。

1018
ヒトの心はどう進化したのか
――狩猟採集生活が生んだもの
鈴木光太郎
ヒトはいかにしてヒトになったのか？　道具・言語の使用、文化・社会の形成のきっかけは狩猟採集時代にあった。人間の本質を知るための進化をめぐる冒険の書。

339
「わかる」とはどういうことか
――認識の脳科学
山鳥重
人はどんなときに「あ、わかった」「わけがわからない」などと感じるのか。そのとき脳では何が起こっているのだろう。認識と思考の仕組みを説き明す刺激的な試み。

988
キレる女　懲りない男
――男と女の脳科学
黒川伊保子
脳の回路特性を知れば、男と女はもっとわかり合える。職場では人材活用の参考書となり、恋愛指南本として使え、夫婦の老後の備えともなる究極の男女脳取扱説明書。

812
その言い方が人を怒らせる
――ことばの危機管理術
加藤重広
適確に伝えるには、日本語が陥りやすい表現の落とし穴を知ることだ。思い当たる「まずい」事例を豊富に取り上げ、言語学的に分析。会話の危機管理のための必携本。

1041
子どもが伸びる　ほめる子育て
――データと実例が教えるツボ
太田肇
「ほめて育てる」のは意外と難しい。間違えると逆効果。どうしたら力を伸ばせるのか？　データと実例で「ほめ方」を解説し、無気力な子供を変える育て方を伝授！

ちくま新書

329
教育改革の幻想
苅谷剛彦
新学習指導要領がめざす「ゆとり」や「子ども中心主義」は本当に子どもたちのためになるものなのか？　教育と日本社会のゆくえを見据えて緊急提言する。

359
学力低下論争
市川伸一
子どもの学力が低下している⁉　この認識をめぐり激化した巨大論争を明快にときほぐし、あるべき改革への第一歩を提示する。「ゆとり」より「みのり」ある教育を！

828
教育改革のゆくえ
——国から地方へ
小川正人
二〇〇〇年以降、激動の理由は？　文教族・文科省・内閣のパワーバランスの変化を明らかにし、内閣主導の現在、教育が政治の食い物にされないための方策を考える。

1014
学力幻想
小玉重夫
日本の教育はなぜ失敗をくり返すのか。その背景には、子ども中心主義とポピュリズムの罠がある。学力をめぐる誤った思い込みを抉り出し、教育再生への道筋を示す。

691
日本を教育した人々
齋藤孝
資源に乏しい島国・日本にとって、未来のすべては「人づくり」にある。吉田松陰、福沢諭吉、夏目漱石、司馬遼太郎を例に、劣化する日本の再生の可能性を考える。

1047
公立中高一貫校
小林公夫
私立との違いは？　適性検査の内容は？　どんな子どもが受かるのか？　難関受験教育のエキスパートが、徹底した問題分析と取材をもとに、合格への道を伝授する。

399
教えることの復権
大村はま
苅谷剛彦・夏子
詰め込みかゆとり教育か。今再びこの国の教育が揺れている。教室と授業に賭けた一教師の息の長い仕事を通して、もう一度正面から「教えること」を考え直す。

ちくま新書

364
女は男のどこを見ているか
岩月謙司
女の行動の謎は男にとって悩みのタネのひとつである。彼女たちはいったい何を求めているのか？　男が再び、智恵と勇気と愛と感謝の気持ちを持つための必読の一冊。

429
若者はなぜ「決められない」か
長山靖生
なぜ若者はフリーターの道を選ぶのか？　自らも「オタク」として社会参加に戸惑いを感じていた著者が、仕事観を切り口に、「決められない」若者たちの気分を探る。

606
持続可能な福祉社会
――「もうひとつの日本」の構想
広井良典
誰もが共通のスタートラインに立つにはどんな制度が必要か。個人の生活保障や分配の公正が実現され環境制約とも両立する、持続可能な福祉社会を具体的に構想する。

659
現代の貧困
――ワーキングプア／ホームレス／生活保護
岩田正美
貧困は人々の人格も、家族も、希望も、やすやすと打ち砕く。この国で今、そうした貧困に苦しむのは「不利な人々」ばかりだ。なぜ？　処方箋は？　をトータルに描く。

1029
ルポ　虐待
――大阪二児置き去り死事件
杉山春
なぜ二人の幼児は餓死しなければならなかったのか？　現代の奈落に落ちた母子の人生を追い、女性の貧困を問うルポルタージュ。信田さよ子氏、國分功一郎氏推薦。

673
ルポ　最底辺
――不安定就労と野宿
生田武志
野宿者はなぜ増えるのか？　フリーターが「若者」ではなくなった時どうなるのか？　野宿と若者の問題を同じ位相で捉え、社会の暗部で人々が直面する現実を報告する。

802
心理学で何がわかるか
村上宣寛
性格と遺伝、自由意志の存在、知能のはかり方……。これらの問題を考えるには科学的方法が必要だ。俗説や疑似科学を退け、本物の心理学を最新の知見で案内する。

ちくま新書

981
脳は美をどう感じるか
――アートの脳科学
川畑秀明
なぜ人はアートに感動するのだろうか。モネ、ゴッホ、フェルメール、モンドリアン、ポロックなどの名画を題材に、人間の脳に秘められた最大の謎を探究する。

941
限界集落の真実
――過疎の村は消えるか？
山下祐介
「限界集落はどこも消滅寸前」は嘘である。危機を煽り立てるだけの報道や、カネによる解決に終始する政府の過疎対策の誤りを正し、真の地域再生とは何かを考える。

541
内部被曝の脅威
――原爆から劣化ウラン弾まで
肥田舜太郎
鎌仲ひとみ
劣化ウラン弾の使用により、内部被曝の脅威が世界中に広がっている。広島での被曝体験を持つ医師と気鋭の社会派ジャーナリストが、その脅威の実相に斬り込む。

511
子どもが減って何が悪いか！
赤川学
少子化をめぐるトンデモ言説を、データを用いて徹底論破！　社会学の知見から、少子化が避けられないことを示し、これを前提とする自由で公平な社会を構想する。

489
セックスレスの精神医学
阿部輝夫
その気にならない。面倒くさい。夜がコワイ。そこに潜む現代人特有の心性とは？　豊富な症例をもとに日本人の心とからだを取り巻く病理を探り、処方箋を提示する。

710
友だち地獄
――「空気を読む」世代のサバイバル
土井隆義
周囲から浮かないよう気を遣い、その場の空気を読もうとするケータイ世代。いじめ、ひきこもり、リストカットなどから、若い人たちのキツさと希望のありかを描く。

746
安全。でも、安心できない…
――信頼をめぐる心理学
中谷内一也
凶悪犯罪、自然災害、食品偽装……。現代社会に潜むリスクを「適切に怖がる」にはどうすべきか？　理性と感情のメカニズムをふまえて信頼のマネジメントを提示する。

ちくま新書

813
それでも子どもは減っていく
本田和子
出生率低下は成熟社会に伴う必然。「少なく産みたい」女性の実態を明かしつつ、子どもが「少なく存在すること」の意味を追求し、我々が彼らに託すものを展望する。

817
教育の職業的意義
——若者、学校、社会をつなぐ
本田由紀
このままでは、教育も仕事も、若者たちにとって壮大な詐欺でしかない。教育と社会との壊れた連環を修復し、日本社会の再編を考える。

787
日本の殺人
河合幹雄
殺人者は、なぜ、どのように犯行におよんだのか。彼らにはどんな刑罰が与えられ、出所後はどう生活しているか……。仔細な検証から見えた人殺したちの実像とは。

708
3年で辞めた若者はどこへ行ったのか
——アウトサイダーの時代
城繁幸
『若者はなぜ3年で辞めるのか？』で昭和的価値観に苦しむ若者を描いた著者が、辞めたアウトサイダー達の「平成的な生き方」を追跡する。

1020
生活保護
——知られざる恐怖の現場
今野晴貴
高まる生活保護バッシング。その現場では、いったい何が起きているのか。自殺、餓死、孤立死……。追いつめられ、命までも奪われる「恐怖の現場」の真相に迫る。

923
原発と権力
——戦後から辿る支配者の系譜
山岡淳一郎
戦後日本の権力者を語る際、欠かすことができない原子力。なぜ、彼らはそれに夢を託し、推進していったのか。忘れ去られていた歴史の暗部を解き明かす一冊。

1038
1995年
速水健朗
1995年に、何が終わり、何が始まったのか。大震災とオウム事件の起きた「時代の転機」を読みとき、その全貌を描く現代史！　現代日本は、ここから始まる。

ちくま新書

317 死生観を問いなおす　広井良典
社会の高齢化にともなって、死がますます身近な問題になってきた。宇宙や生命全体の流れの中で、個々の生や死がどんな位置にあり、どんな意味をもつのか考える。

645 つっこみ力　パオロ・マッツァリーノ
正しい「だけ」の議論は何も生まない。必要なのは、論敵を生かし、権威にもひるまず、みんなを楽しませる笑いである。日本人のためのエンターテイメント議論術。

649 郊外の社会学 ――現代を生きる形　若林幹夫
「郊外」は現代社会の宿命である。だが、その輪郭は捉え難い。本書では、その成立ちと由来を戦後史のなかに位置づけ、「社会を生きる」ことの意味と形を問う。

718 社会学の名著30　竹内洋
社会学は一見わかりやすそうで意外に手ごわい。でも良質の解説書に導かれれば知的興奮を覚えるようになる。30冊を通して社会学の面白さを伝える、魅惑の入門書。

772 学歴分断社会　吉川徹
格差問題を生む主たる原因は学歴にある。そして今、日本社会は大卒か非大卒かに分断されてきた。そのメカニズムを解明し、問題点を指摘し、今後を展望する。

784 働き方革命 ――あなたが今日から日本を変える方法　駒崎弘樹
仕事に人生を捧げる時代は過ぎ去った。「働き方」の枠組みを変えて少ない時間で大きな成果を出し、家庭や地域社会にも貢献する新しいタイプの日本人像を示す。

853 地域再生の罠 ――なぜ市民と地方は豊かになれないのか？　久繁哲之介
活性化は間違いだらけだ！　多くは専門家らが独善的に行う施策にすぎず、そのために衰退は深まっている。このカラクリを暴き、市民のための地域再生を示す。